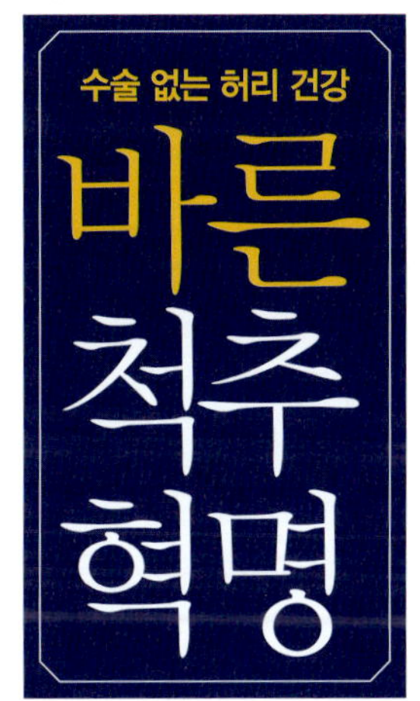

수술 없는 허리 건강
바른
척추
혁명

수술 없는 허리 건강

바른 척추 혁명

펴낸날 초판 1쇄 2013년 11월 20일

지은이 조보영 · 이상원

펴낸이 임호준
이사 이동혁
편집장 김소중
책임 편집 장재순 ㅣ **편집** 윤은숙 나정애 김민정 권지숙 임주하 이승민
디자인 이지선 왕윤경 ㅣ **마케팅** 강진수 김찬완 권소회
경영지원 나은혜 박석호 ㅣ **e-비즈** 표형원 이용직 유영경 배은지

일러스트 영수
인쇄 자윤프린팅

펴낸곳 ㈜헬스조선 ㅣ **발행처** ㈜헬스조선 ㅣ **출판등록** 제2-4324호 2006년 1월 12일
주소 서울특별시 중구 태평로1가 61 ㅣ **전화** (02) 724-7683 ㅣ **팩스** (02) 722-9339

ISBN 979-11-85020-15-0 13510

• 이 도서의 국립중앙도서관 출판시도서목록(CIP)은 서지정보유통지원시스템 홈페이지(http://seoji.nl.go.kr)와
  국가자료공동목록시스템(http://www.nl.go.kr/kolisnet)에서 이용하실 수 있습니다.
  (CIP제어번호: CIP2013024130)

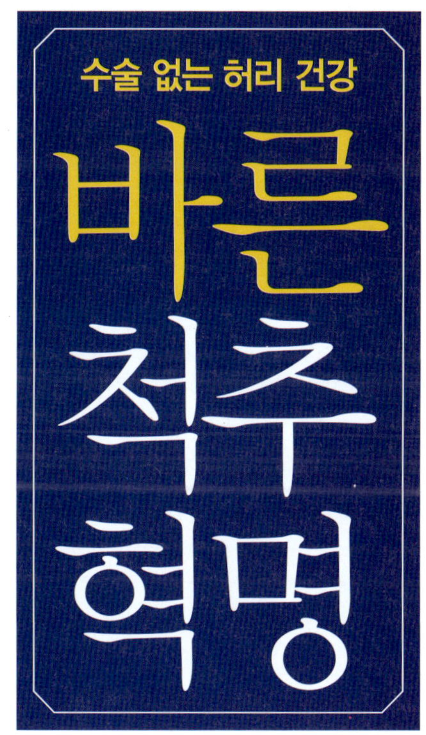

조보영 · 이상원 지음

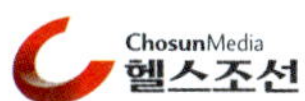

척추질환,
이제는 비수술이 답이다!

'최선의 척추질환 치료법은 무엇일까?'

지난 수년 간 척추와 관절로 고생하는 환자들의 이야기를 귀 기울여 들으면서 의사로서 항상 가슴에 품어온 질문이다.

가장 흔하게 접하는 허리디스크나 척추관협착증을 치료한다고 하면 수술을 먼저 생각하지만, 실제로 수술이 꼭 필요한 경우는 많지 않다. 척추관 조직이 심하게 마모되거나 재생이 불가능할 때, 마비가 있거나 극심한 통증 때문에 비수술로는 해결이 안 될 때가 이에 해당한다. 요즘은 다양한 의료 기술의 발달과 다각도로 발전된 비수술적 치료법 덕분에 수술을 요하는 환자는 10퍼센트 정도에 지나지 않는다.

비수술적 치료법은 다양한 조합으로 치료 방법을 구성할 수 있어 최근 들어 환자들의 통증 개선에 큰 효과를 보고 있다. 수술이 옳다, 비수술이 옳다를 논하

자는 것이 아니다. 어떤 방법이 환자를 위한 최선인가를 먼저 생각해야 한다는 것이다.

질환의 원인을 제거해 통증을 줄이고 재발을 방지하되, 환부 외에 불필요한 손상을 감수해야 하는 수술을 고려하기 이전에 최선을 다해 환자를 치료하자는 것이 이 책의 주장이다. 사실 비수술과 수술의 경계는 명확하지 않다. 그렇기 때문에 초기 단계에서는 비교적 안전한 비수술로 해결을 하고, 그 다음 단계로 수술적 치료를 행하는 것이 현명하다. 또한 척추질환을 치료할 때 무엇보다 중요한 것은 담당 주치의와 충분히 상담한 후 본인에게 가장 적합한 치료 방법을 택하는 것임을 숙지하였으면 한다.

허리 통증은 수많은 사람이 겪게 되는 흔한 질환으로, 병에 걸리지 않도록 미리 예방하는 것이 필요하다. 평소 좋은 자세를 유지하고 꾸준히 운동하며 척추 건강에 관심을 갖는다면 허리 통증에서 당신은 예외가 될 수 있다. 모든 질병이 그러하듯, 통증이 느껴지면 조기에 전문의를 찾아 진단을 받고 이에 따라 적절한 치료를 하면 된다.

과거 척추질환을 겪고 수술을 받아본 환자의 입장에서, 또 척추치료전문 의료진의 시각에서 이 책을 집필했다. '환자의 입장에서 바른 진단을 하고 바른 치료를 택하는 것'이 척추질환 치료법의 답이라 믿는다.

2013년 11월
연세바른병원 조보영, 이상원 대표원장

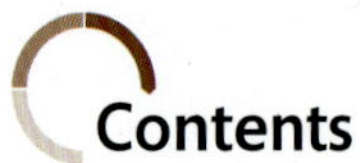

Contents

3 Part 척추질환, 수술하지 않고 나을 수 있다

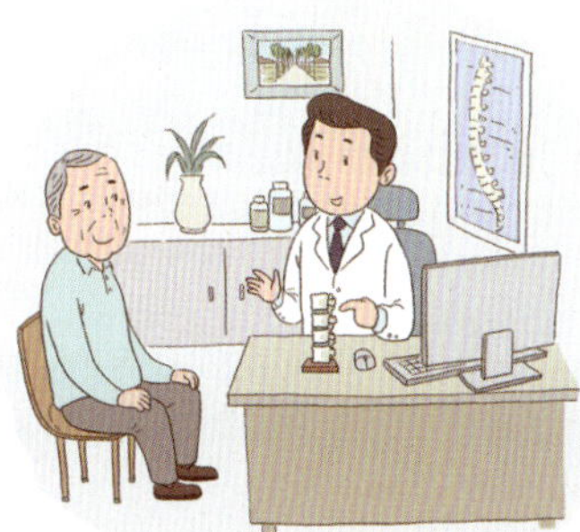

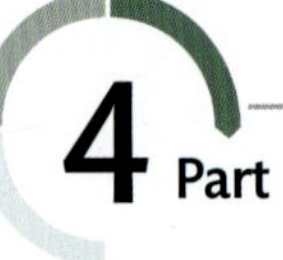

4 Part 꼭 알아야 할 척추질환 치료 후 관리법

5 Part 척추질환을 예방하는 건강한 생활

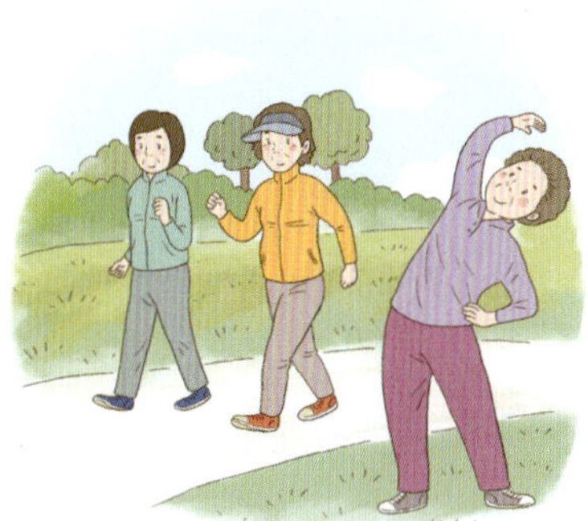

수술을 폄하하는 것이 아니라, 가장 마지막에 선택해도

결코 늦지 않은 일임을 말하고 싶은 것이다.

오랫동안 수많은 환자를 치료하면서 얻은 결론은

척추질환의 대부분은 비수술로 충분히 치료 가능하다는 사실이다.

수술을 폄하하는 것이 아니라, 가장 마지막에 선택해도

결코 늦지 않은 일임을 말하고 싶은 것이다.

나도 허리디스크 수술을 받았다

1 보이지 않는 부분까지
볼 수 있는 의사

결국 터졌다. 순간순간 밀려오는 통증을 참으며 버텼는데, 더 이상 견디지 못한 디스크(추간판)가 기어코 터져버린 것이다. 모든 것을 뒤로 하고 수술을 받기로 한 전날 밤, 머릿속에선 수많은 생각이 교차했다.

수련의 시절에는 편안하게 누워 잠을 자는 것은 고사하고, 앉아서 쉬는 것조차 마음 편히 할 수 없어서, 다른 이의 건강을 지켜준다는 미명하에 정작 의사 자신의 건강은 돌보지 못하게 되는 경우가 많다. 하긴, 자신의 손에 달린 환자의 건강을 생각하다 보면 몸과 마음이 상할 수밖에 없는 게 외과의들의 숙명이지 않을까? 밥 먹을 시간도 없이 매일매일을 긴장하며 살았으니 어쩌면 디스크가 터지는 일로 끝난 것에 감사해야 할지도 모른다.

수술만이 정답은 아니다

필자(조보영 원장)는 10년 전 척추 수술을 받았다. 사실 외과 전문의로 살아가는 하루는 쉽지가 않다. 잠시도 긴장감을 놓지 못하는 수술이 매일같이 이어지고, 어느 한순간도 편안하게 자신의 몸을 쉬게 할 수 없다. 그러다 보니 차츰 여기저기 아프다고 외치는 몸의 소리가 들려오기 시작했다. 하지만 내 몸을 돌볼 시간을 내기란 생각만큼 쉽지 않았다.

결국 끊임없이 아우성치는 통증을 참으며 밀어붙였던 스케줄에 몸이 항복을 하고 말았다.

'디스크 파열'. 당시 나의 상태에서는 수술 말고 다른 방법이 없었다. 그렇게 놓기 어렵고, 짬을 낼 수도 없었던 시간들이 일순간에 전부 멈춰버리고 말았다.

수술을 앞두고 침대에 누워 있던 필자의 머릿속은 수많은 생각들로 가득 찼다. 그동안 내 손을 거쳐 갔던 수많은 환자들의 심정이 이러했을까 싶고, 그들의 마음이 진심으로 이해가 되었다. 그리고 수술이 무사히 끝날 수 있을까 하는 두려움이 마음을 무겁게 했다.

"수술 없이 나을 수는 없을까?"

머릿속은 이 물음으로 가득했다.

수술을 하면 분명 낫기는 한다. 하지만 수술하기 전의 몸으로는 절대 돌아가지 못한다. 순간순간 잔상처럼 낮은 통증이 찾아올 것이고, 작게

나마 평생 수술의 후유증을 안고 살아야 할 것이다.

수술은 다행히 성공적으로 끝이 났다. 그 뒤로 건강을 유지하기 위해 체중 감량은 물론, 적당한 운동과 바른 생활습관으로 척추 건강에 더욱 신경을 썼다. 현재는 더 이상 디스크가 재발되지 않고 좋은 상태를 유지하고 있다.

수술을 받고 난 뒤, 수술하지 않고 척추질환을 고치고 싶다는 생각은 더 깊어졌다. 그리고 꾸준한 연구와 현대 의료 기술의 발달로 비수술적 치료 방법이 점차 발전했다. 비수술적 치료 방법의 발전은 수술이 필요한 환자들 가운데 90퍼센트가량을 수술의 부담에서 해방될 수 있게 만들었다.

물론 비수술적 치료법이 아무리 좋다 해도 척추질환 환자가 100퍼센트 이에 해당되는 것은 아니다. 수술이 필요한 환자는 분명 있다. 다만, 수술만이 정답은 아니기 때문에 수술은 마지막 수단이 되어야 한다는 것이 필자의 생각이다.

척추는 인간에게 기둥과 같다. 척추를 건강하게 지키기 위해서는 통증이 생기고 난 후가 아니라 건강할 때 미리 지켜야 한다. 척추 건강을 위해서는 긍정적인 생각과 꾸준한 활동으로 신체를 건강하게 유지하는 것과 증상이 느껴지면 초기에 치료해 병을 키우지 않는 것이 가장 중요하다.

올바른 관리가 척추 건강을 지키는 관건

필자(이상원 원장)도 척추질환을 앓은 경험이 있다. 대학병원 신경외과 수련의는 역시 녹록한 자리가 아니었다. 어느 정도 예상하고 시작한 일이었지만, 현장에서 체감한 현실은 예상보다 훨씬 혹독했다. 항상 긴장과 스트레스가 따라다니는 데다 생활도 불규칙해서 심신이 늘 피로했다. 수술이 필요한 환자들을 옮기는 일도 수련의 몫이었다.

언제 호출 당할지 몰라 어정쩡하고 불편한 자세로 일관했고, 결국 30대의 이른 나이에 통증이 시작되었다. 초기에는 일주일 정도 물리치료를 받고 나자 통증이 가라앉았지만, 본격적으로 전문의 공부를 시작하자 상태는 더 악화되었다. 보존치료 등으로 잠시 호전되는 듯 하다가도 이내 악화와 개선을 반복했다. 통증은 체중 증가와 격한 운동의 여파로, 결국 2008년에 디스크 파열이라는 결과를 가져왔다. 상태는 수술 이외에는 다른 방법이 없었다. 더 이상 반복되는 통증을 겪고 싶지 않았던 필자는 수술을 선택했다.

수술 결과가 좋아 아직은 재발되지 않은 상태로 건강하게 지내고 있지만, 척추 자체가 아니라 통증의 원인을 제거한 것이기 때문에 수술 후 끊임없이 척추 관리를 해오고 있다. 지속적인 체중 관리와 효과적인 척추 운동만이 비법이다. 특히 금연은 꼭 필요하다. 흡연은 노화를 촉진시킬 뿐만 아니라 치료나 수술에도 영향을 미치기 때문이다.

필자 역시 수술이 꼭 필요한 환자가 있다고 생각한다. 다만, 수술은 기본 치료와 비수술적 치료 등을 모두 취해본 뒤 선택해도 늦지 않다는 점을 말하고 싶다.

척추질환을 수술이라는 방법으로 치유한 필자의 경험은, 지금 환자에게 어떤 선택이 최선인지를 판단하는 데 많은 도움을 주고 있다. 수술은 원인을 치료하는 방법이긴 하지만, 환자를 위한 최선의 방법은 아닐 수 있다. 의사로서 겪은 수술 경험이 비수술적 치료를 강조하는 판단의 근거가 된 것이다.

2

허리디스크
수술에 대한 단상

수술(手術)이라는 것은 말 그대로 손(手)을 쓰는 기술(術)이다. 피부나 점막 등의 인체 조직을 의료 기계를 사용해 자르거나 째서 병을 고치는 일이다. 수술을 하면 병증의 원인은 제거되지만 이를 위해 멀쩡한 피부 조직과 근육 등이 손상되기 때문에 수술 후 회복에는 시간이 걸린다.

척추는 우리 몸의 기둥과 같아서 척추질환이 생기면 움직임이 불편하고 생활이 힘들어진다. 10여 년 전까지만 해도 척추에 통증이 생기면 증세가 가벼운 경우 참고 견디는 일이 많았다. 하루나 이틀 정도 지나고 나타나던 통증이 사라지면 별일 없이 생활을 이어나갔다. 그러다 좀 더 통증이 지속되면 그제야 물리치료나 침, 주사와 같은 간단하게 받을 수 있는 치료로 통증을 완화시켰다.

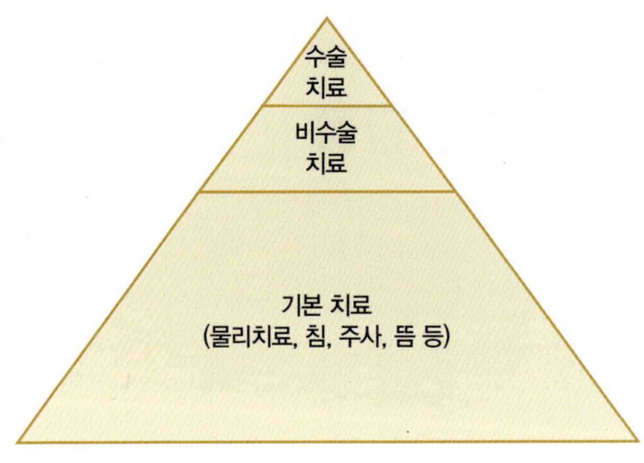

척추질환의 단계별 치료 방법

사실 대부분의 척추질환 환자들은 이런 정도의 치료로 증상이 호전된다. 척추질환이라 부를 수 있는 통증의 80~90퍼센트가 간단한 기본 치료로도 치유가 가능하기 때문이다. 문제는 이런 기본 치료로 통증이 나아지지 않는 환자들이다.

치료 선택의 폭이 환자의 건강을 좌우한다

물리치료, 침, 주사와 같은 치료는 통증을 완화시키기는 하지만 원인까지 제거하는 치료는 아니다. 때문에 특정 환자의 경우 증상이 좋아지지 않는 것은 물론이고, 오히려 병증을 키우는 경우도 있다. 이런 환자들의 경우 원인 제거를 해야만 치료가 가능하기 때문에 비수술적 치료 방법이 크게 발달하지 않았을 때는 수술을 선택할 수밖에 없었다. 하지만 최근에는 그런 원인 치료의 많은 부분을 비수술적 치료법으로 대체하고 있다.

비수술적 치료법은 직접 환부에 다가가 디스크 크기를 줄이거나 신경이 지나가는 길을 넓히는 식으로 치료를 하기 때문에 수술을 요하는 환자에게도 폭넓게 활용될 수 있다. 비수술적 치료법의 놀라운 발전은 척추질환 환자들에게 수술의 고통과 두려움 없이 증상 치료가 가능하다는 점에서 희망을 주고 있다.

척추질환을 치료할 때는 어떤 치료법을 선택하는지가 중요하다. 특히 무엇이 환자 상태에 가장 적합한 치료 방법이냐는 것을 염두에 두어야 한다.

이런 점에서 환자가 의료기관을 선택할 때는 매우 신중해야 한다. 의료기관이 기본 치료만 가능한 곳이냐, 아니면 수술만 가능한 곳이냐, 그렇지 않으면 비수술과 수술 모두가 가능한 곳이냐에 따라 치료 선택의 폭이 달라진다.

선택의 폭이 달라진다는 것은 결과 역시 크게 달라진다는 것을 의미한다. 치료의 선택이 불가능한 경우 결과는 고스란히 환자의 몫이 된다.

3

수술과 비수술,
무엇을 선택해야 할까?

과거에는 허리가 아프면 당연히 수술을 받아야 하는 것으로 여겼다. 다른 방법을 찾는답시고 이것저것 해보다 괜히 시간만 보내면 상태가 악화되어, 결국 어쩔 수 없이 수술을 해야 한다고 생각했기 때문이다. 하지만 지금은 척추질환의 80퍼센트가량이 수술 없이 치료가 가능하다.

수술적 치료 vs. 비수술적 치료

자동차를 예로 들어보기로 하겠다. 이제 막 구입한 신차를 떠올려 보자. 엔진 기능은 완벽하고, 모든 부품과 겉모습까지 반짝반짝 윤이 나는 때다. 하지만 오래 사용하다 보면 자연스럽게 여기저기가 덜거덕거리며 슬슬 고장이 나기 시작한다. 항상 차에 기름칠을 하고, 묵은 때가 끼지 않도록 관리를 한다면 조금 낡기는 해도 그런대로 계속 사용할 수 있지만, 이상한 소리가 들려도 '그러다 말겠지' 하고 방치하다 보면 결국 엔진을 통째로 갈아야 하는 경우가 생긴다. 이때는 드는 돈도 만만치 않지만, 엔진만 새것으로 바꾼다고 해서 방치한 차가 새 차가 되는 것은 아니라는 데 문제가 있다. 알려진 것처럼 오래된 차의 엔진을 새것으로 바꾸면 기존의 부품들과 서로 조화를 이루지 못해 더 자주 고장이 나기 때문이다.

가장 좋은 자동차 상태를 유지하는 법은 원래 출시되었던 부품 그대로 폐차할 때까지 쓰는 것이다. 자동차에서 삐걱거리는 소리가 나기 시작하면 '왜 삐걱거릴까?' 생각만 하지 말고 바로 카센터를 찾아가 점검하는 게 현명하다. 차에서 나던 소리는 사소한 원인이어서 기름칠만으로도 멀쩡할 수 있다. 또한 매뉴얼대로 1만 킬로미터마다 엔진오일을 갈고 부품도 자주 손을 보면 특별히 부품을 교체하지 않고도 끝까지 쓸 수 있다. 반대로 이상한 소리가 나는데도 별일 아니라는 생각에 방치한다면 결국 큰 고장으로 연결되어서 차가 멈춰버릴 수도 있다. 고장난 차의 부품을 들어내고 새것으로 갈아야만 다시 움직이는 상황이 된다.

척추질환도 마찬가지다. 몸에서 사소한 통증이 느껴지면 미루거나 방치하지 말고 즉시 점검해야 나중의 큰일을 막을 수 있다. 이때는 간단한

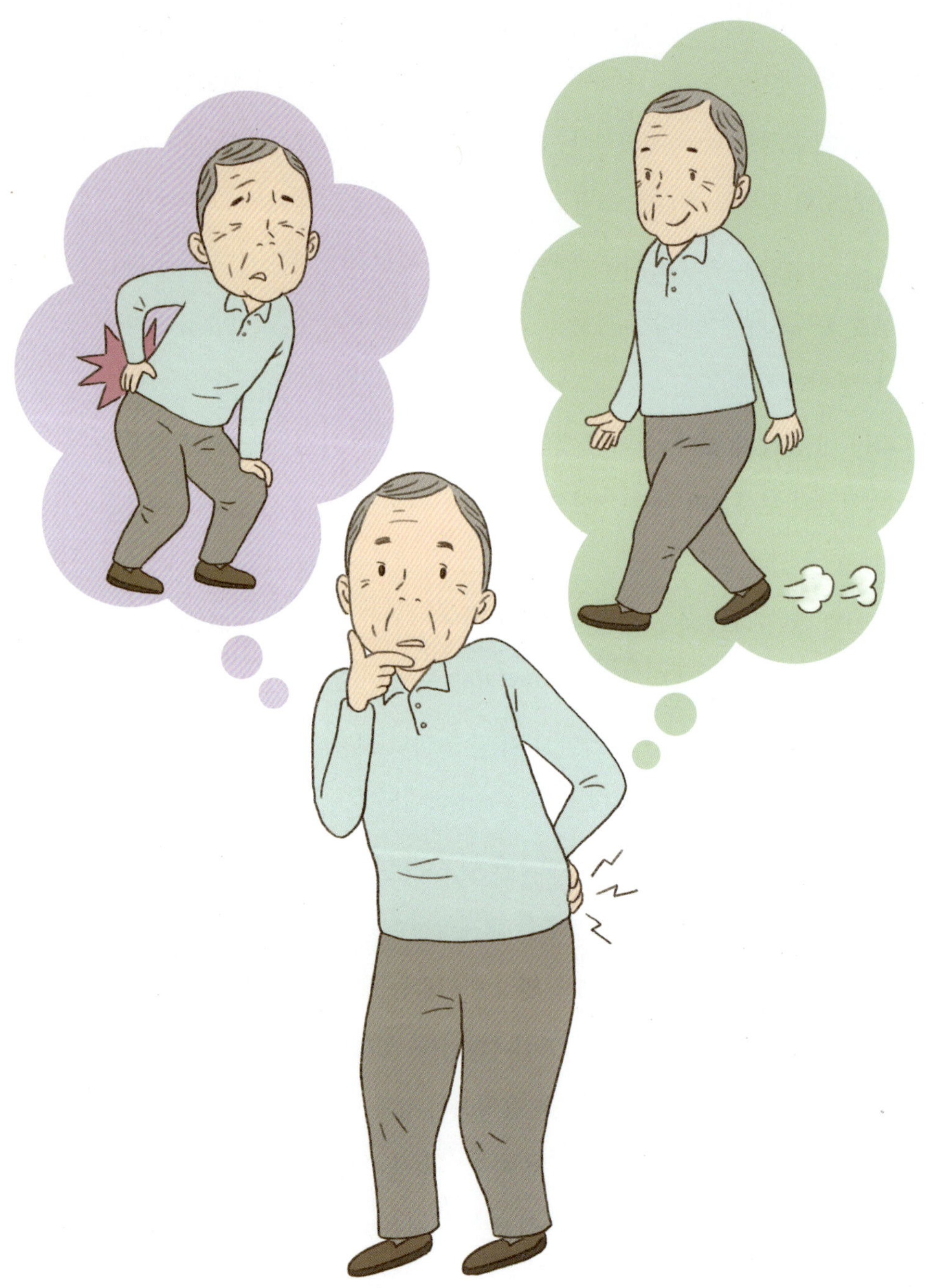

비수술적 치료만으로도 충분히 나을 수 있기 때문이다. 그러나 평소 관리를 소홀히 하여 통증이 악화되면 어쩔 수 없이 수술을 해야 하고, 한 번 손상된 척추는 그 전과 같을 수 없게 된다. 수술은 낡은 차에 새로운 부품을 대체한 것 마냥, 우리 몸에서 이런저런 문제를 일으킬 수 있기 때문에 피할 수 있다면 피해야 옳다.

수술은 마지막 선택이다

수술은 처음부터 병이 장애를 남길 수 있거나 몸이 마비되어 감각이 없는 경우, 계단을 다닐 때 무릎에 힘이 풀리거나 대소변 장애가 있는 경우, 통증이 심한 급성기가 만성적으로 나타나 근원적인 치료가 필요한 경우에 요구된다. 사실 수술이 필요한 경우는 열 명에 한두 명 정도로 많지 않다.

수술을 해야 한다면, 반드시 염두에 두어야 할 것이 있다. 수술 후에도 통증이 지속되거나 악화되는 후유증이 있다는 것이다. 이런 증상을 ‘수술 후 통증 증후군’이라고 하는데, 후유증은 수술이라는 방법을 선택하는 순간 함께 가야 하는 증상이라고 해도 과언이 아니다.

수술 후 통증 증후군이 나타나는 때는 처음부터 수술이 필요하지 않은 환자가 수술을 받은 경우, 적합한 수술 기법이 아닌 경우로 수술을 받은 경우, 수술 과정에서 신경이 손상된 경우, 수술 부위가 유착된 경우 등으로 다양하다. 수술 부위가 재발되거나 고정술 등으로 다른 척추 부위에 부담을 가중시켜 새롭게 질환이 발생하는 경우도 있다.

수술 후 후유증이 발생하면 재수술을 권하는 경우가 많은데, 이때의 성공률은 처음보다 낮아지므로 선택에 더욱 신중을 기한다. 수술이 잘되어도 척추를 건강하게 하거나 20대의 건강한 상태로 돌려놓는 것이 절대 아니다. 완치가 아닌 원인을 제거하는 것이기 때문에 한 번 불안정해진 디스크는 무리한 운동이나 나쁜 습관을 지속적으로 행할 경우 재발 확률이 높아진다.

수술보다 비수술적 치료를 권하는 큰 이유 중 하나가 바로 이 수술 후 후유증이다. 비수술적 치료법은 후유증이 거의 없기 때문이다. 특히 수술 치료법 가운데 하나인 고정술은 관절을 쓰지 못하도록 묶어버리는 것으로, 당장 문제가 되는 부분은 나을 수 있겠지만 다른 부위가 상대적으로 많은 일을 해야 해서 또 다른 질환을 파생시키게 된다.

오랫동안 수많은 환자를 치료하면서 얻은 결론은 척추질환의 대부분은 비수술로 충분히 치료 가능하다는 사실이다. 수술을 폄하하는 것이 아니라, 가장 마지막에 선택해도 결코 늦지 않은 일임을 말하고 싶은 것이다.

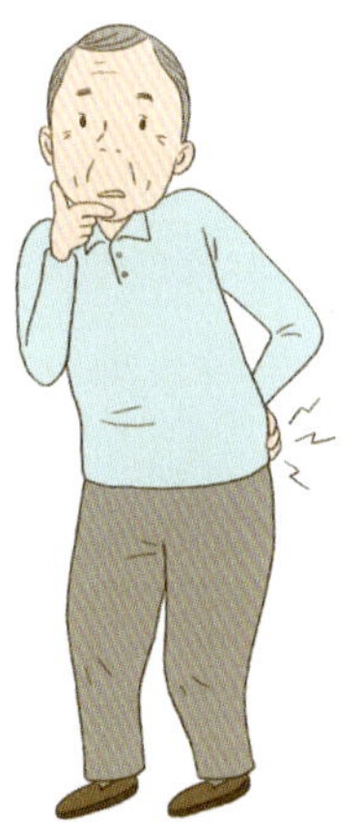

척추는 33개의 뼈로 연결되어 있으며,

그 사이는 추간판으로 채워져 있다.

꼿꼿한 '1'자가 아니라, 원만한 S자 모양으로,

이 균형이 무너지면 우리 몸은 여러 가지 척추질환에 시달리게 된다.

2 Part

척추질환,
아는 만큼 이긴다

1 우리 몸의 중심, **척추 바로 알기**

늙음과 젊음을 구분하는 가장 상징적인 모습은 무엇일까? 그건 아마 꼿꼿하게 세워진 허리가 아닐까? 아무리 펴고 싶어도 어느 순간 굽어지고 마는 허리는, 가히 젊음과 건강함의 대명사라 해도 과언이 아니다.

인간은 허리를 사용해 걷는 유일한 동물로, 네 발로 다니는 동물에게 허릿병은 찾을 수 없는 질병이다. 인간이 직립보행을 하게 되면서 얻은 기쁘지 않은 부산물이 바로 허릿병인 것이다.

인간의 척추는 33개의 뼈와 23개의 추간판으로 이루어져 있으며, 척추 주변에는 신경, 근육, 인대 등이 미세하게 얽혀 있다. 질환의 이름처럼 사용되는 디스크(Disk)는 '추간판'을 의미하는데, 이는 척추뼈 사이의 공간을 연결하고 척추가 움직일 때마다 뼈 사이를 안전하게 유지해주는,

말랑말랑한 젤리 형태의 조직이다.

흔히 추간판에 문제가 생겨 통증이 생겼을 때 "디스크에 걸렸다"고 말하는데, 사실 이는 잘못된 표현이다.

추간판이나 척추뼈에 이상이 오면 척추질환이 생기며, 척추질환은 국민 대다수가 살면서 한 번쯤은 겪는 흔한 질병이다. 누워 있는 시간을 제외하고는 항상 인체를 꼿꼿하게 세우는 역할을 하는 것이 바로 척추이기 때문이다.

지금까지 우리는 척추질환은 나이가 들면 자연히 찾아오는 노인병이라고 생각해왔다. 하지만 요즘은 젊은 세대도 척추질환에서 결코 자유롭지 못하다는 것이 드러나고 있다.

그렇다면, 척추질환은 척추의 어디가 어떻게 잘못되는 것일까?

척추의 구조

척추는 7개의 목뼈(경추), 12개의 등뼈(흉추), 5개의 허리뼈(요추), 5개의 골반뼈(천추), 그리고 4개의 꼬리뼈(미추)로 연결되어 있다. 척추뼈의 크기나 모양은 위치에 따라 조금씩 다르지만 그 기능에는 큰 차이가 없다. 원만한 'S'자 모양은 몸의 균형을 위해 자연스럽게 잡힌 형태로, 이 모양이 틀어지거나 변형이 생기면 척추질환이 생긴다.

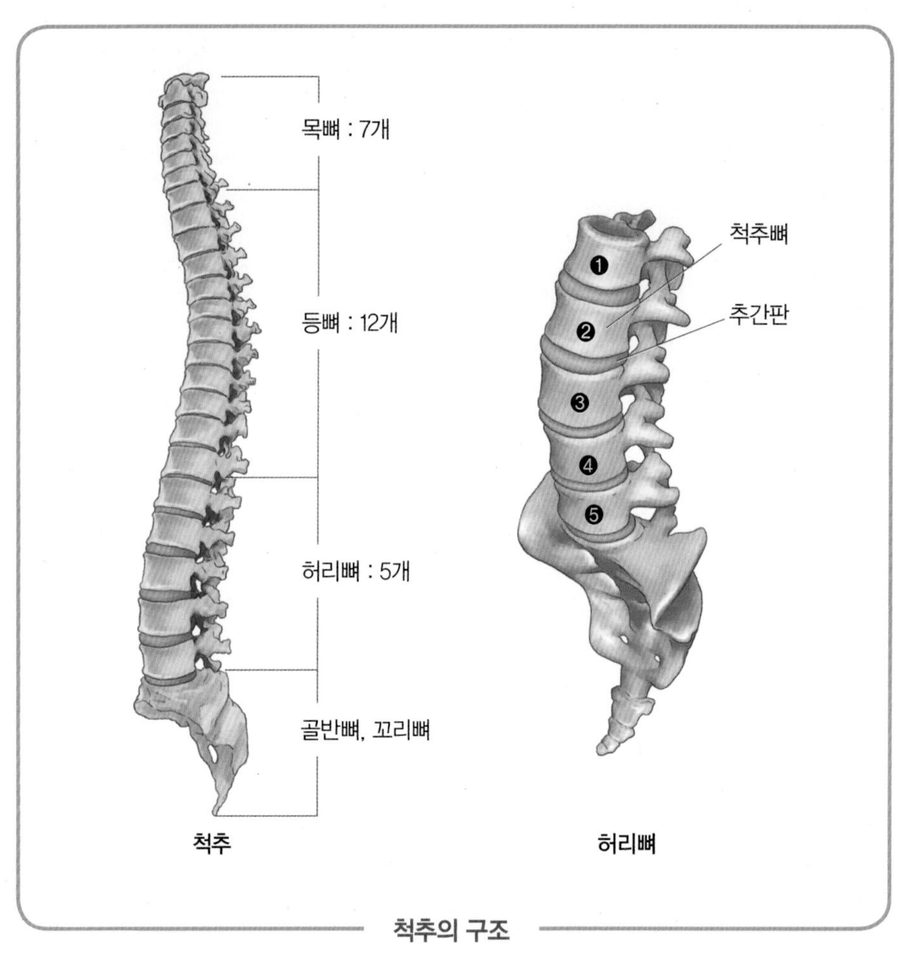

척추의 구조

척추가 만약 하나의 통뼈로 이루어져 있다면 지금보다는 더 튼튼할지도 모른다. 하지만 지금과 같은 자연스러운 움직임은 절대 일어날 수 없을 것이다. 인체의 유연한 움직임은 특히 딱딱한 뼈끼리 부딪치는 것을 막아주는 추간판이 있기에 가능해진다.

20대 이후로 약해지는 추간판

한국 사회에서 사무직이 증가하면서 일생에 한 번 정도는 허릿병을 앓을 만큼 척추질환은 매우 보편화되고 있다. 일반적으로 척추는 서 있을 때보다 앉아 있을 때 그 부담이 더 커지기 때문에 하루 종일 앉아서 일하는 사무직의 경우 척추 건강에 이상이 오는 것은 당연하다. 특히 뼈와 뼈를 연결하는 추간판은 몸을 구부리거나 펴는 운동을 할 때 척추가 제자리에서 벗어나지 않도록 잡아주고 외부 충격을 완화시켜 척추를 보호하는 역할을 하는데, 이러한 추간판에 문제가 생기면 일상의 모든 행위에 문제가 생긴다. 척추질환을 말할 때 언급되는 '디스크'는 척추뼈의 손상이 아닌, 이 추간판 부위가 파열되거나 주변 신경을 눌러 일어나는 질환이다.

추간판은 단백질과 섬유질로 만들어져 있어, 단단한 뼈와 달리 외부의 충격이나 압력에 오래 버티지 못한다. 더욱이 추간판에는 혈관이 존재하지 않아 노화의 속도가 빠르다. 20대 초반이 되면서부터 약해지기 시작하는데, 추간판이 약해지면 척추뼈도 같이 약해진다. 때문에 추간판이 약해지지 않도록 평소 바른 자세를 취해야 하며, 무리가 가는 행동은 삼가도록 노력해야 한다.

척추질환이 발생하면 일상생활이 불편해지고 통증도 심하기 때문에 건강한 일생을 보내고 싶다면 척추가 튼튼하게 유지될 수 있도록 조심해야 한다. 그리고 그보다 더 중요한 건 추간판을 튼튼하게 유지하는 것이다.

2 척추질환을 일으키는 원인은 무엇인가

현대사회에 들어서면서 허리 통증을 호소하는 사람이 갈수록 늘고 있다. 허리 통증의 원인은 노화도 있지만, 나쁜 자세와 운동 부족, 사고 등 매우 다양하게 존재한다.

사람은 나이가 들면 노화와 퇴행이 진행되는데, 우리 몸 가운데 기둥 역할을 하는 척추는 다른 부위에 비해 특히 노화가 빠르게 진행된다. 노화로 인한 허리 통증은 갑자기 극심하게 오기보다 가벼운 증상이 반복적으로 서서히 나타나기 때문에 방치하기 쉽다. 그런데 이때 무관심하게 방치하여 증상이 악화되는 경우가 많다.

가벼운 허리 통증이 지속되거나 반복될 때, 허리를 수시로 삐끗하거나 다리가 자주 저리는 등 척추질환이 의심되는 신호가 보일 때는 조기에 진단을 받아 적절한 치료를 받고 예방해야 한다.

　　척추의 주변부에 위치하면서 척추를 제대로 기능하게 돕고 보호해주
는 신체기관에는 무엇이 있는지 알아보자. 이 기관들은 척추를 보호하기
도 하지만 잘못될 경우에는 허리 통증이나 또 다른 척추질환을 일으키는
원인이 되기도 한다.

척추의 구성 요소

　　척추는 여러 요소로 이루어진 결합체이다. 앞에서 살펴본 척추뼈와

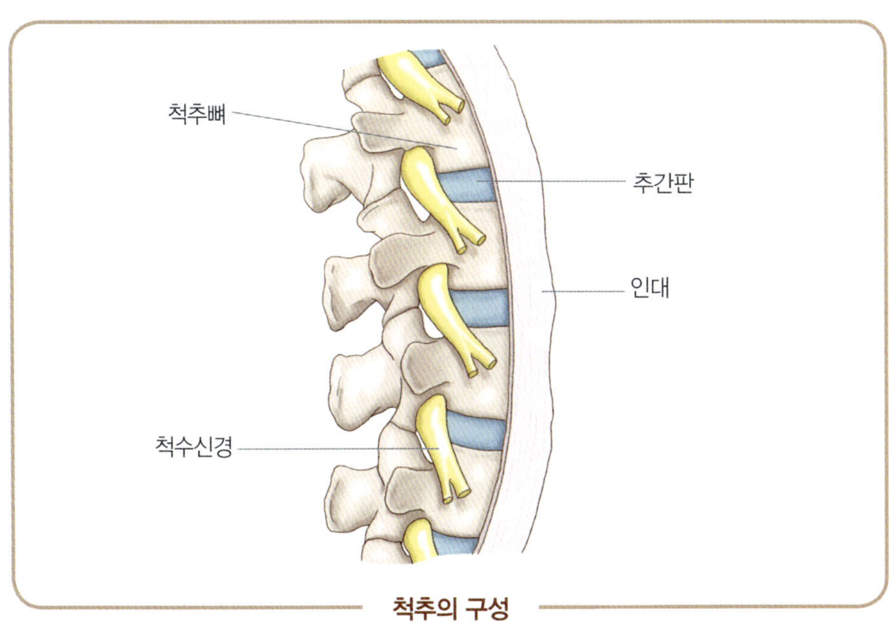

척추의 구성

추간판(디스크), 그리고 후관절, 인대, 근육 등으로 구성되어 있으며, 우리 몸의 신경을 조율하는 척수를 보호하는 역할도 하고 있다.

추간판

'디스크'라고도 부르며, 척추 마디와 마디 사이를 연결하는 물렁뼈를 말한다. 만약 이 물렁뼈가 없다면 딱딱한 뼈와 뼈가 바로 부딪혀 그 충격으로 몸이 남아나지 않을 것이다. 추간판은 척추를 유연하게 하여 자유로운 움직임이 가능하게 하고, 외부의 충격을 흡수해 척추에 가해지는 중력을 감당해내는 기능을 한다.

추간판의 안쪽에는 젤리와 같은 형태의 '수핵'이 있는데, 90퍼센트가

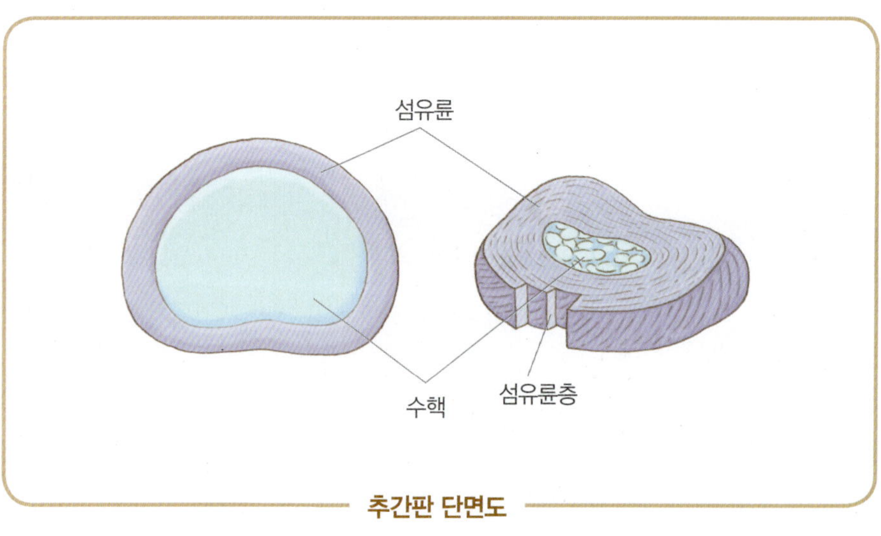

추간판 단면도

수분으로 이루어져 있다. 이 수핵을 수십 겹으로 둘러싸서 보호하고 있는 것이 '섬유륜'이다. 섬유륜은 웬만한 충격에도 견딜 수 있을 만큼 탄력이 좋은데, 추간판이 충격에 강한 이유가 바로 이 섬유륜 덕분이다.

우리 몸은 곳곳에 뻗어 있는 혈관을 통해 영양분과 산소를 공급받는 데 반해, 추간판에는 혈관이 없다. 따라서 제대로 산소와 영양 공급을 받기 위해서는 부지런히 움직여야 한다. 그렇지 않고 가만히 있으면 산소와 영양분이 충분히 공급되지 않아 탄력이 떨어지고 수분이 빠져 추간판이 손상된다.

후관절

척추의 뒷부분 양쪽에 붙어 있는 관절이다. 척추를 원활히 움직이게 하는 중요한 부위로, 추간판 다음으로 질환이 자주 일어난다.

인대

척추를 보호하고 척추의 움직임을 조절하는 역할을 한다. 바르지 못한 자세나 외부로부터 손상을 받을 경우 염좌(갑작스러운 충격이나 운동으로 근막이나 인대가 상하거나 타박상으로 피하 조직이나 장기가 상한 것)를 일으킬 수 있다. 흔히 허리를 삐끗해서 아프다고 표현할 때에는 대부분 인대와 근육이 손상된 것이다.

염좌를 방치하면 척추뼈가 직접 다친 게 아니라고 해도 척추를 고정시켜야 할 인대가 제 역할을 하지 못해 결국은 척추를 손상시킬 수도 있으므로 신속한 치료가 필요하다.

근육

척추 주변에 있는 근육 가운데 짧은 근육은 허리의 움직임을 조절하고, 긴 근육은 척추의 올바른 자세를 유지하게 한다. 이러한 근육들이 제 기능을 하기 위해서는 평상시 꾸준한 근력 강화 운동이 필요하다.

척수

척추는 척수를 보호하는 기능도 한다. 척수는 척추관에 들어 있는 신경세포로, 뇌와 온몸의 신경계를 잇는 역할을 한다.

일정한 간격으로 뻗어 나온 신경 다발은 온몸에 퍼져 있다. 말초신경계에서 받아들인 자극은 척수를 통해 뇌로 올라가며, 마찬가지로 뇌에서 보낸 운동신호는 척수를 통해 말초신경계로 내려간다. 또한 척수는 자율신경계의 반사작용에도 관여하고 있으며, 교감신경계와 부교감신경계에 모두 작용해서 내장기능 등을 조절한다.

이런 척수신경이 돌출된 추간판에 눌리거나 손상을 받으면 그 부위 이하의 감각이나 운동, 또는 자율신경계에 영향을 미쳐 심하면 전신 마비나 하반신 마비를 불러오기도 한다.

잘못된 자세와 운동 부족이 가장 큰 원인

척추질환은 다양한 원인으로 발생하며, 척추를 구성하는 모든 요소들이 제각기 통증을 유발하기도 한다.

일반적으로는 운동을 잘 하지 않는 상태에서 오랫동안 나쁜 자세로 일을 하거나 무거운 물건을 장기간에 걸쳐 자주 들어 올리는 경우, 무리한 허리 운동으로 인한 외상이 원인이 되어 발생하는 경우가 많다. 다른 부위에서 발생한 질병이 척추와 관절까지 영향을 미치는 경우도 있는데, 통풍이나 소화기성 요통, 비뇨기성 요통, 혈행 장애에 의한 척추 및 관절질환이 이에 속한다. 이외에 교통사고나 낙상 같은 외부적인 충격으로 발병하기도 하고, 노화에 의해 발병되기도 한다.

무엇보다 가장 큰 원인은 평소의 나쁜 생활습관이다. 특히 습관적으로 형성된 나쁜 자세는 지속적으로 척추에 부담을 준다. 외상이나 감염을 통해 갑자기 발병되는 타 질환과는 달리 생활 속 원인에 의해 천천히 진행되는 척추질환은 자신도 모르는 사이에 심각한 상태로 악화되는 경우가 많아, 자칫 치료 시기를 놓치기도 한다. 또 체중이 급격하게 늘어난 경우에도 허리에 무리가 가기 때문에 질환으로 연결된다.

척추질환이 유전되는 것은 아니지만, 척추를 튼튼하게 타고난 사람과 부실하게 타고난 사람은 따로 있다. 가족 중 한 사람이 척추질환을 앓고 있다면 식습관이나 생활 유형이 비슷한 다른 가족 역시 척추질환에서 안전하다고 볼 수 없기 때문에 예방이 필요하다.

야외 활동이나 바깥 생활보다는 실내 활동이 주가 되면서 생긴 운동 부족도 척추질환을 일으키는 주요 요인이다. 허리를 꼿꼿이 세우는 근육은 허리 근육 가운데 신전근(허리를 펴서 버티게 해주는 근육)이다. 허리 주변의 모든 근육이 중요하지만 이 신전근의 역할은 특히 중요해서, 이 근력이 약해지면 조금만 앉아 있어도 허리에 통증을 느끼게 된다. 만약 신전근이 없다면 사람은 허리를 제대로 펴지 못하고 구부정한 자세로 생활하게 될 것이다.

허리를 받쳐주는 근육과 인대가 튼튼하다면 척추 조직에 손상이 생겨도 별다른 통증 없이 생활을 해나갈 수 있는 반면, 근육과 인대가 약해지면 특별한 이상 증세가 없더라도 척추에 긴장을 주는 불편한 자세나 습관을 견디지 못해 통증을 느끼게 된다.

허리에 부담을 주는 나쁜 자세

좌식 생활에 익숙한 한국 사람들에게 허리 통증은 떼려야 뗄 수 없는 고질병처럼 인식된 지 오래다. 때문에 50대가 되면 허리 통증이 생기는 현상을 자연스럽게 생각해 그대로 방치하기 쉽다. 그런가 하면, 20, 30대 젊은 연령층은 허리 통증을 일시적으로 생기는 단순한 통증 정도로 생각하기도 한다. 그러나 허리 통증은 방치할 경우 추간판탈출증(허리디스크)을 비롯해 척추관협착증 같은 척추질환으로 진행되는 경우가 많으므로 이제는 전 연령대가 주의해야 한다.

관절과 척추는 지나치게 많이 사용해도 퇴행성 질환이나 추간판 탈출 증 같은 병증을 일으키지만 반대로 너무 사용하지 않아도 같은 질환을 일으킬 수 있다. 하루 종일 책상 앞에서 생활하는 사람들에게 척추질환이 빈발하는 것은 그런 이유다. 운동은 적게 하고 허리에 부담은 많이 주는 생활을 하면, 누구에게나 척추질환이 찾아올 수 있다.

여기서 '허리에 부담을 준다'는 것은 자세를 유지하기 위해 허리가 견뎌야 하는 무게의 부담감을 말한다. 서 있을 때의 부담감을 '100'이라고 한다면 누워 있을 때가 '25'인 데 반해, 앉아 있는 자세는 '140'에 달한다. 그렇기 때문에 방바닥에 오래 앉아 있으면 허리가 아파오는 것이다.

척추는 원래 S자 형으로 허리 부분에서 살짝 앞으로 들어간 전만 자세가 정상적이다. 그런데 바닥에 앉아 허리를 앞으로 구부리다 보면 척추가 뒤로 밀리는 후만 자세가 된다. 그리고 이를 따라 수핵 역시 후방으로 밀려 나가게 된다. 그렇기 때문에 바닥에 앉을 때는 골반의 좌우 균형을 맞춰 척추의 커브를 정상으로 만드는 것이 요추의 부담을 적게 하는 좋은 자세라고 할 수 있다.

다리를 꼬고 앉는 자세도 척추 변형을 유발하는 나쁜 자세다. 다리를 꼬고 앉다 보면 척추도 그 방향으로 틀어지기 때문이다. 생활 속에서 바른 자세를 실천하는 것은 척추가 건강한 삶을 살아가기 위해 가장 기본이 되는 일이다.

　서 있을 때는 머리-가슴-엉덩이가 일직선을 이루어 몸의 중심이 기울지 말아야 한다. 이 자세가 머리의 무게를 지탱하는 척추의 부담을 효율적으로 분산시키는 자세로, 인대와 근육이 정상적인 기능을 하는 S자형이 된다. 반면, 허리가 굽으면 머리가 앞으로 오게 되면서 자연스럽게 몸도 앞으로 쏠리게 된다. 이는 전형적으로 나쁜 자세다.

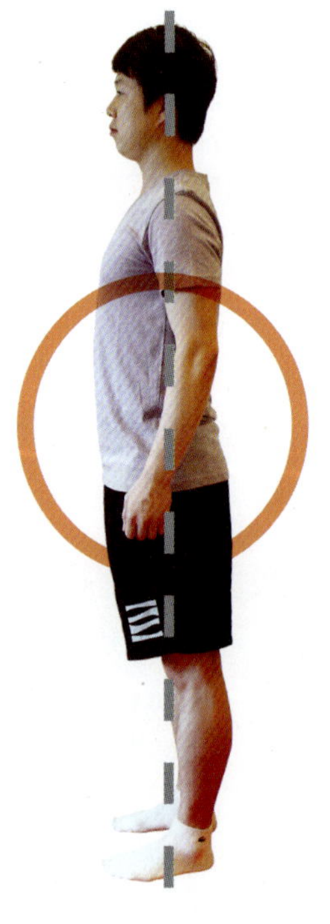

서 있을 때 좋은 자세

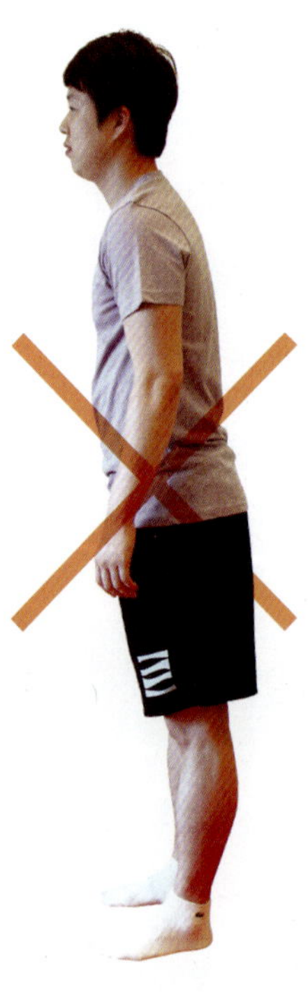

서 있을 때 나쁜 자세

의자에 앉을 때는, 엉덩이를 의자 끝까지 밀어 넣어 앉고 허리를 곧추 세우는 게 좋다는 건 누구나 다 알고 있다. 하지만 오랜 시간 이처럼 앉아 있기란 결코 쉬운 일이 아니다. 시간이 흐를수록 앉은 자세가 흐트러지기 쉽기 때문이다. 그 상태가 오래 지속되면 바른 자세를 유지할 때 사용되는 근육은 점점 약해질 수밖에 없고, 그러면 자연스럽게 척추 모양도 변형되기 쉬워진다.

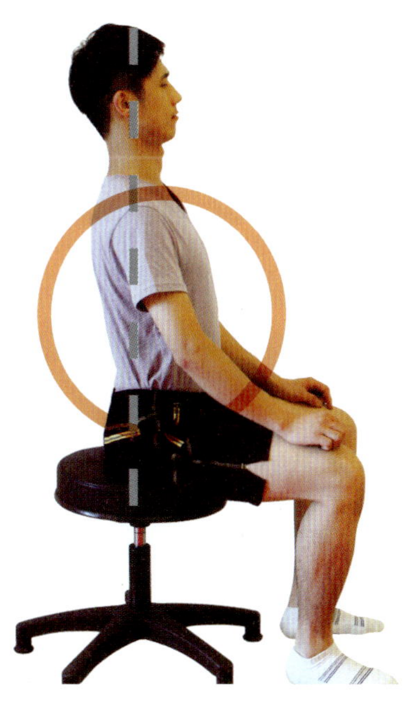

의자에 앉을 때 바른 자세

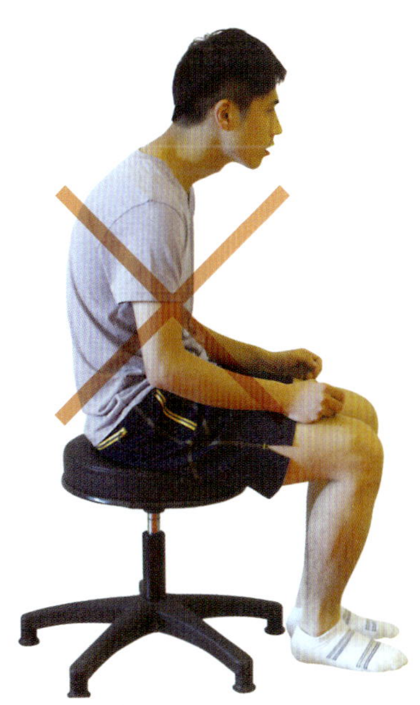

의자에 앉을 때 나쁜 자세

의자에 앉을 때 가장 중요한 것은 허리가 정상적인 곡선을 유지하게 하는 것이다. 엉덩이만 의자 끝에 걸친 채 앞으로 숙인 자세는 허리나 목에 부담을 주므로 가급적 삼가야 한다. 또 되도록 등받이가 있는 의자를 선택하고, 엉덩이를 깊숙이 넣어 등받이에 붙도록 앉는다. 책상에서 작업을 할 때는 의자를 바싹 당겨 배가 책상에 붙도록 하는 것이 좋다.

척추 건강을 위해서는 잠잘 때의 자세도 매우 중요하다. 우선, 자신에게 맞는 높이의 베개를 선택하는 것이 중요하다. 베개가 너무 높으면 머리가 들리거나 목이 굽어져 좋지 않다. 베게의 높이는 목이 약간 뒤로 젖혀지는 상태로 목 뒤의 공간을 받쳐주는 정도가 좋다. 요통이 있을 때는 베개나 쿠션을 무릎에 끼고 조금 구부린 상태로 옆으로 눕는 것이 허리의 부담을 덜어준다.

이외에도 무거운 물건을 들어 올릴 때는 허리를 굽혀 물건을 올리지 말고 한걸음 앞으로 내디뎌 무릎을 굽힌 상태에서 허리를 펴고 드는 게 좋다. 이때 허리보다는 다리를 이용해 물건을 들어야 한다.

3 현대인에게 척추질환이 급증하는 이유

과거에는 중장년층에서 흔히 발병하는 퇴행성 질환으로 인식되었던 허리디스크가 요즘에는 20, 30대 젊은층에서도 급격히 증가하고 있다. 국민건강보험공단에 따르면 우리나라 성인 열 명 가운데 6~7명 정도가 허리디스크 증상을 경험했거나 앓은 것으로 나타났다. 이 같은 추세는 달라진 생활습관과 밀접한 관련이 있다.

예를 들어 일반 기업체에 근무하는 보통의 직장인들은 하루 중 대다수의 시간을 앉아서 생활한다. 이때 올바르지 못한 자세로 장시간 앉아 있으면 척추에 부담을 주게 되고, 결국에는 다양한 척추질환이 나타나게 된다.

나이와 상관없이 과도한 업무와 스트레스로 체중이 늘어 허리 통증을 호소하는 경우도 많아졌다. 바쁜 현대인에게 가장 부족한 것은 운동 시간으로, 운동 부족으로 인한 비만과 허리 근육 약화도 잦은 척추질환에 시달리게 만드는 원인이 된다.

달라진 일상으로 비상이 걸린 우리들의 목

현대사회 기계문명의 발달은 전보다 편리한 삶을 제공하고 있지만, 예상치 못한 질병과 질환을 주고 있기도 하다. 혼자서 책을 보거나 여럿이 모여 대화를 나누던 일상적인 모습이 이제는 찾아보기 힘든 광경이 되었고, 대신 지하철이나 공공장소, 심지어 가족 모임과 같은 장소에서도 사람들은 스마트폰을 이용해 자기만의 세상 속으로 빠져들고 있다.

PC와 인터넷, 스마트폰과 같은 전자기기의 눈부신 발전과 보급은 확실히 현대인의 삶을 변화시켰다. 안타까운 것은 이를 이용하기 위해 장시간 고개를 숙이고 집중하다 보니 목디스크에 걸리는 경우가 급속도로 늘고 있다는 것이다. 목디스크는 젊은층에서 더 많이 나타나고 있는데, 국민건강보험공단의 통계에 따르면 목, 어깨 통증으로 진료를 받은 환자의 수가 지난 5년간 55퍼센트나 급증했다고 한다.

하루 종일 컴퓨터 앞에서 업무를 봐야 하는 직장인이나 늘어난 학습량 때문에 책상에 앉아 있는 시간이 길어진 청소년들은 대부분의 시간을 등

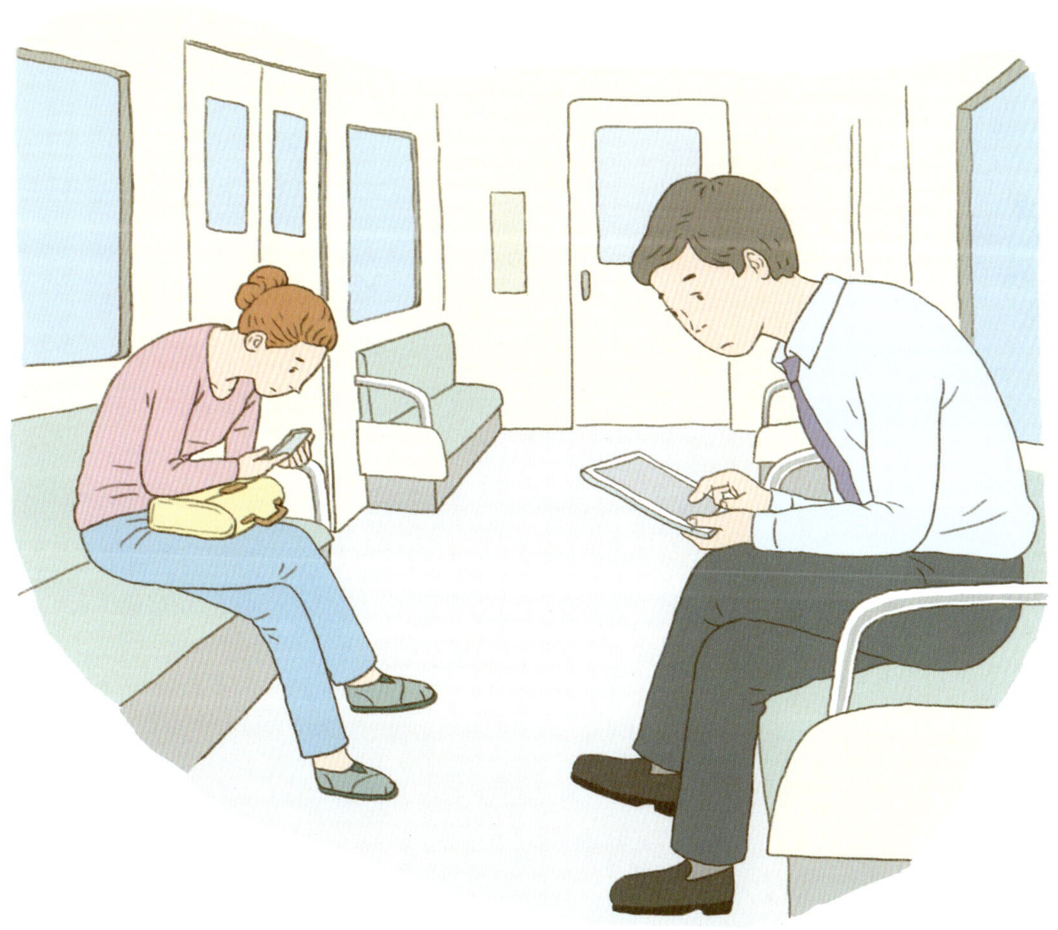

을 구부린 채 고개를 숙인 자세로 보낸다. 그런데 이것도 모자라 남은 시간에도 틈틈이 스마트폰을 보면서 웅크린 자세을 취한다. 이처럼 고개를 수그리고 오랫동안 있으면 자연스럽게 찾아오는 질환이 '거북목증후군'이다. 마치 거북이 목처럼 목이 앞으로 쭉 나온 것 같다 해서 붙여진 이름으로, 최근 들어 가장 빈번하게 발생하는 척추질환 중 하나다.

뒷목이 피로하거나 뻣뻣해진다는 느낌은 현대인이라면 누구나 한 번쯤 느껴본 증상이다. 하지만 오랫동안 화면을 들여다보는 자세는 목과 척추, 골반까지 불필요하게 긴장하게 만들어 체형을 불균형하게 만든다. 또한 어깨나 허리 등이 뻣뻣해지고 통증을 느끼게 되거나 허리를 뒤로 젖히기 힘들어지는 경우, 목을 뒤로 젖힐 때 팔이 저리는 경우, 목이나 어깨가 항상 무겁고 뻐근하고 근육이 잘 뭉치는 경우, 고개를 숙일 때 팔과 다리가 동시에 저리는 경우, 손에 감각 이상이 오거나 손아귀의 힘이 약해져 물건을 들기 어려운 경우, 어깨를 중심으로 등 뒤와 앞가슴으로 방사통이 느껴지는 경우 등을 발생시키기 쉽다.

이 같은 증상이 지속되면 목디스크를 의심할 수 있다. 만약 이런 통증이 느껴지는데도 진단을 미루고 적절한 치료를 하지 않으면 신경이 마비되는 상태에까지 이를 수 있다.

척추질환을 악화시키는 생활습관

나쁘다는 것은 알지만 척추와는 무관할 거라 생각하며 무심코 취하는 것들 가운데 척추 건강에 악영향을 미치는 것들이 있다. 예를 들어 흡연이나 음주, 기호식품으로 자리 잡은 커피 등이 그렇다. 여성의 경우 하이힐을 신으면 허리가 뒤로 젖혀지는 자세가 되므로 척추 건강에 좋지 않다.

담배

담배가 건강을 해치는 주범임은 알고 있지만, 척추 건강에도 좋지 않은 영향을 미친다는 사실을 아는 사람은 많지 않다. 그러나 흡연이 척추에 미치는 영향은 생각보다 훨씬 크다.

추간판은 무혈관 조직이라 혈관 분포가 상대적으로 적다. 그렇기 때문에 평소 주변의 근육을 부지런히 움직여야 혈액순환이 원활해져 영양분을 공급받을 수 있다. 그런데 흡연을 하면 담배에 함유된 일산화탄소가 혈액 속의 적혈구와 산소의 결합을 방해하기 때문에 몸에 산소가 부족해지게 된다. 척추뼈에 혈액 공급이 원활하지 않으면 자체적으로 영양 공급이 이루어지지 않고, 그러면 혈액을 통해 영양 공급을 받는 추간판의 상태는 나빠질 수밖에 없다. 영양 공급이 어려워지면 추간판이 터지거나 통증이 발생하기 쉽다.

또한 흡연은 뼈로 가는 무기질의 흡수를 방해해 척추의 퇴행을 촉진한다. 이로써 허리 주변부 근력이 약화되며 통증에 대처하는 능력도 떨어지게 된다. 특히 청소년기의 흡연은 뼈의 퇴행을 불러와 척추 성장에 나쁜 영향을 미친다. 뼈가 부러지거나 다치는 경우 작은 부상에도 뼈가 잘 붙지 않을 수 있다.

이외에도 골밀도가 감소해 골절이 일어나기 쉽고, 골다공증에 걸릴 위험도 높아진다. 특히 수술 후 흡연은 회복을 더디게 하고 부작용을 부추기며 재발 가능성을 높이기 때문에 금연은 필수적이다.

음주

알코올 역시 추간판에 혈액과 수분이 공급되는 것을 방해한다. 뿐만 아니라 우리 몸은 알코올 해독 시 많은 단백질을 필요로 하는데, 이때 근육이나 인대에 필요한 단백질을 소비하기 때문에 척추를 지탱하는 근육과 인대를 약하게 만든다. 음주 때문에 생긴 허리 통증은 허리에 큰 이상이 없을 경우, 수일 내에 평상시 상태로 돌아온다. 그러나 일주일 이상 통증이 지속되는 경우에는 빠른 시일 내에 전문의의 진단을 받아보는 게 좋다.

비만

살이 찌면 허리에 가해지는 부담이 늘어나 허리 통증의 원인이 된다.

특히 뱃살은 몸의 중심을 앞으로 쏠리게 해서 상체를 뒤로 젖히는 자세를 만들기 때문에 허리에 큰 부담을 준다. 비만은 만성질환의 원인이 되기도 하지만, 척추 건강에도 좋지 않으므로 자신에게 맞는 적정한 체중을 유지하도록 한다.

이 밖에도 카페인 성분이 많이 든 커피도 척추 건강에는 좋지 않다. 카페인이 칼슘의 흡수를 방해하기 때문이다. 하루에 커피를 석 잔 이상 마시는 것은 좋지 않으며, 꼭 마시고 싶다면 크림과 설탕을 뺀 블랙커피를 마시도록 한다. 또한 인스턴트음식에 많이 든 인산염도 칼슘을 체외로 배출시키므로 될 수 있으면 섭취를 자제하는 것이 좋다.

4

대표적인
척추질환과 그 증상

가장 흔한 허릿병, 추간판탈출증(허리디스크)

추간판탈출증은 추간판(디스크)이 퇴행성 변화나 물리적 충격으로 인해 원래 있던 자리에서 밀려나와 신경을 누르면서 통증이 발생하는 질환이다. 평소 허리에 부담이 가는 올바르지 못한 자세로 생활했거나 무거운 물건을 갑자기 들어 올리는 경우, 그 밖에 교통사고나 낙상 등으로 갑작스럽게 물리적 충격이 가해졌을 때 주로 발병한다.

건강보험심사평가원에 따르면, 2007년

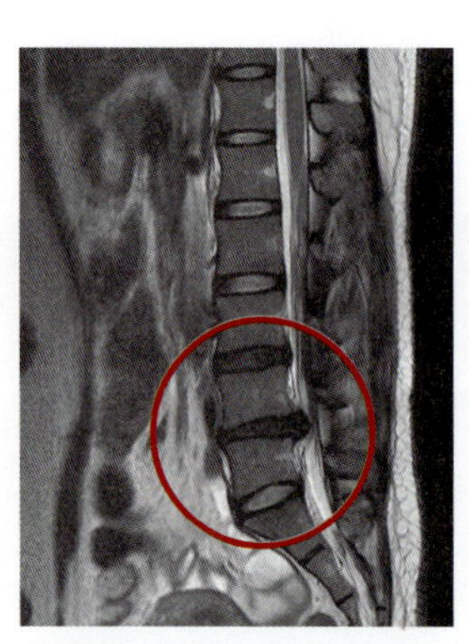

▶요추 4, 5번 사이의 추간판이 심하게 돌출되어 신경을 누르고 있다.

50여 만 명이었던 추간판탈출증 환자가 2010년에는 230만 명을 넘어섰다고 한다. 발병률은 매년 높은 폭으로 상승하고 있는 데 반해, 치료를 받는 경우는 전체 환자의 절반에도 미치지 못하고 있어 문제가 되고 있다.

추간판탈출증은 주로 30, 40대의 연령층에서 발생하지만, 최근에는 잘못된 자세나 격렬한 스포츠를 즐기는 10, 20대의 젊은층에서도 많이 나타나고 있다. 특히 하루 종일 의자에 앉아 공부하는 학생이나 하루의 절반 이상을 사무실에서 컴퓨터와 씨름하는 직장인에게 추간판탈출증의 발병률이 높게 나타나는데, 앉는 자세가 바르지 않아 허리에 무리가 많이 가기 때문이다. 추간판탈출증이 잘 일어나는 부위는 요추 4번과 5번 사이, 그리고 요추 5번과 천추 1번 사이다.

추간판탈출증의 주원인은 노화로 인한 퇴화다. 혈관이 없는 추간판은 척추가 움직이지 않고 가만히 있으면 산소와 영양을 공급받지 못해 탄력성이 떨어지고, 수분이 빠져 납작해진다.

우리 몸에서 유난히 퇴화가 빠른 부위인 추간판은 20대가 지나면 퇴화의 길을 걷는다. 누구도 노화를 막을 순 없지만 꾸준한 운동과 충분한 영양 섭취로 진행을 더디게 할 수는 있다.

추간판에 문제가 생기면 허리와 다리에 통증이 생기고, 다리나 엉덩이 주위가 저린다. 또 허리에 묵직한 통증이 느껴지고, 허리가 당기거나 쑤시는 등의 통증도 나타난다. 특히 허리를 숙이거나 앉아 있을 때 통증이 더욱 심해진다. 증상이 악화될수록 엉덩이, 허벅지뿐 아니라 종아리까지 저리거나 당기는 하지방사통을 동반하게 된다. 따라서 추간판탈출증은 초기 증상이 나타날 때 빠른 시일 내에 병원을 찾아 정확한 진단을 받는 것이 가장 바람직하다.

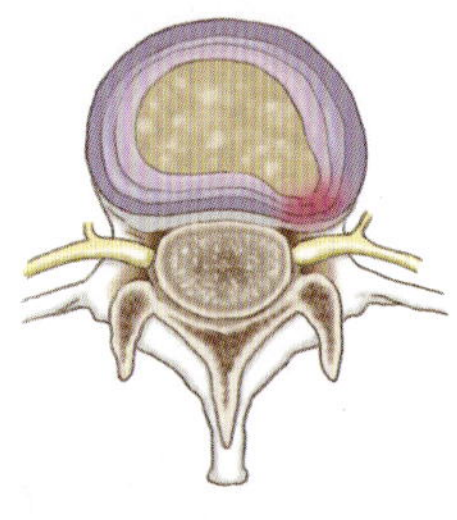

① 섬유륜이 찢어져 수핵이 섬유륜으로 스며들면서 추간판탈출증이 시작된다. 아직 신경 압박이 없어 다리 통증 없이 허리 통증만 생긴다.

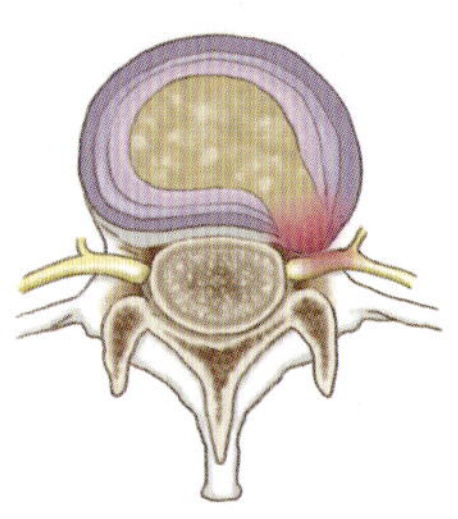

② 섬유륜이 찢어져 수핵이 신경을 누르게 되어 허리와 다리에 통증이 발생한다.

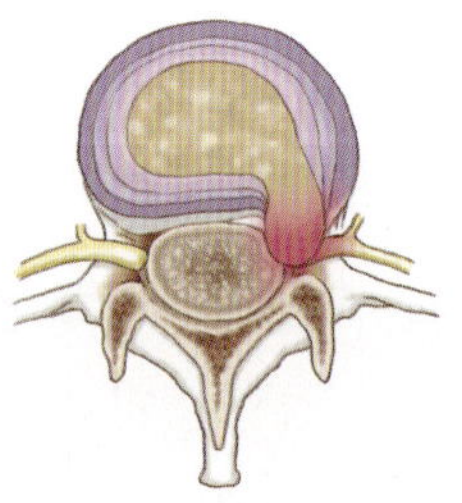

③ 신경 압박이 심해지고 추간판 박리 단계가 되면, 하반신 마비까지 올 수 있기 때문에 빠른 치료가 필요한 단계다.

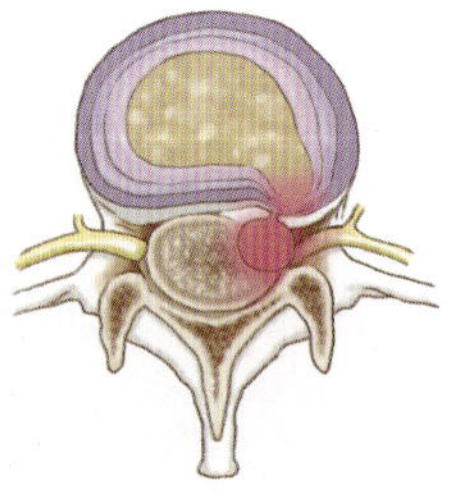

④ 추간판탈출증의 마지막 단계라 할 수 있는 '추간판 박리'로, 수핵이 떨어져 나와 심한 다리 통증을 유발한다. 대소변을 잘 가리지 못할 수 있으며, 심하면 하반신이 마비된다.

추간판 탈출 과정과 증상

주요 증상

- 허리가 아프고 쑤시는 통증이 계속된다.

- 엉덩이, 허벅지, 다리, 종아리, 발까지 저리거나 당기는 증상이 있다.

- 허리를 숙이거나 앉아 있으면 통증이 있다.

- 허리에 묵직한 느낌의 통증이 있다.

- 심하면 하반신에 감각 이상이나 대소변 장애, 마비까지 올 수 있다.

젊은층에서 급증하고 있는 경추수핵탈출증(목디스크)

'목디스크'라는 이름으로 우리에게 친숙한 경추수핵탈출증은 경추뼈 사이에 위치해 충격을 흡수하는 추간판이 빠져나와 목으로 지나가는 척추신경을 눌러 통증이 발생하는 질환이다. 추간판탈출증과 마찬가지로 바르지 못한 자세나 생활습관이 주원인이 되며, 여기에 고개를 앞으로 빼거나 숙인 상태로 오래 앉아 있는 경우, 높은 베개를 사용하는 경우도 원인이 된다.

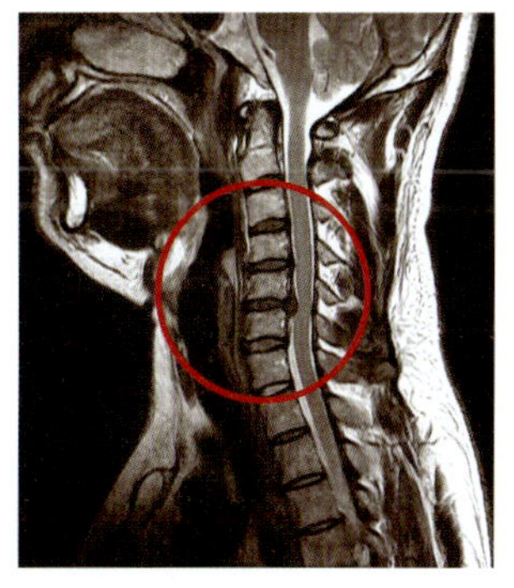

▶ 경추 5, 6번 사이의 추간판이 돌출되어 신경을 누르고 있다.

증상은 뒷목이 뻣뻣해지면서 통증이 나타나는데, 목뿐만 아니라 등,

어깨, 팔, 손까지 통증이 이어져 저리고 팔과 손에 힘이 빠지기도 한다. 또 시각 이상, 어지러움, 두통, 수면 장애 등도 생길 수 있다.

경추수핵탈출증은 처음에는 제대로 자각하지 못해 방치하기 쉬운데, 증상이 악화될 경우 하반신 마비나 전신 마비까지 올 수 있다. 목뼈에서 돌출된 추간판이 중추신경인 척수를 누르기 때문이다. 척수는 한 번 손상되면 회복이 어려운 신경 조직으로, 목 아래의 감각신경과 운동신경에 영향을 준다. 따라서 경추수핵탈출증은 초기 진료가 최선의 치료법이다.

스마트폰과 같은 IT 기기가 대중화되면서 지하철이나 버스 안에서 스마트폰에 몰두해 있는 사람들의 풍경이 익숙해졌다. 스마트폰을 사용할 때는 목을 뺀 채 고개를 숙이게 되는데, 이런 자세는 목뿐만 아니라 어깨 주변의 통증까지 불러온다. 실제로 스마트폰 이용자들 가운데 90퍼센트 이상이 목 통증을 경험한 적이 있다고 보고되기도 했다.

우리 삶을 쉽고 편하게 만들어주는 기계문명이 건강에는 아주 큰 적이 되는 경우가 적지 않다. 나이에 상관없이 뒷목이 뻐근하고 뻣뻣한 증상이 나타난다면 빠른 시일 내에 병원을 찾아 진단을 받는 것이 좋다.

주요 증상

- 뒷목이 뻣뻣하고 통증이 있다.
- 목은 물론 어깨, 등, 팔, 손까지 저리거나 통증이 있다.
- 팔이나 손에 힘이 빠진다.

• 두통이나 어지러움, 시각 이상 등이 생기기도 한다.

• 초기에 자각하기가 쉽지 않고, 방치해서 악화될 경우 하반신 마비나 전신 마비
까지 올 수 있다.

노화로 인해 생기는 척추관협착증

나이가 들면 대부분 관절이나 인대에 퇴
행성 변화가 일어나게 된다. 척추뼈는 노
화되고 인대는 굵고 딱딱해지며, 추간판은
수분이 빠져 나가 납작해지고 심지어 튀어
나오기도 한다. 이런 변화는 신경이 지나
가는 길인 척추관을 압박해 통로를 좁아지
게 한다.

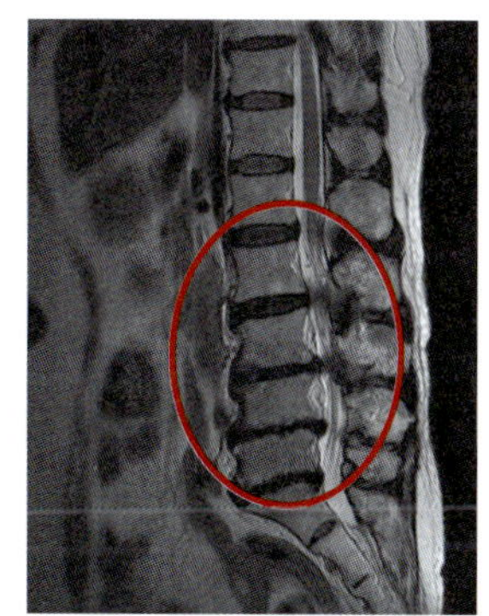

▶퇴행성 요추관협착증으로
신경관이 좁아져 있다.

척추의 역할 중에는 척추관을 통과하는
신경을 보호하는 역할도 있는데, 척추의 노화로 이 척추관이 좁아지면
신경이 눌려 통증이 생기는 척추관협착증이 발생한다. 주로 40대에 발병
되기 시작하며, 전체 환자의 90퍼센트가 50대 이상인 대표적인 퇴행성
질환이다.

척추관협착증은 추간판탈출증 못지않게 한국인에게 많이 생기는 척추

질환이다. 허리가 아프고, 엉덩이부터 종아리, 발목, 발바닥까지 터질 듯한 통증이 온다. 오래 서 있기가 어렵고 걷다가도 자주 걸음을 멈추는 행동을 반복하게 된다. 통증이 아주 심한 경우에는 똑바로 앉아 있기도 힘들어 앉은 자세에서도 허리를 앞으로 구부리게 된다. 척추관협착증을 앓고 있는 환자 가운데 허리를 구부리고 다니면 편하다고 하는 사람이 많은데, 허리를 굽히면 좁아진 척추관이 상대적으로 조금 넓어져 신경 압박이 덜해지므로 통증이 감소하기 때문이다. 흔히 추간판탈출증과 증상이 비슷해 혼동하기도 하는데, 추간판탈출증 환자는 누워서 다리를 들기 어렵지만 척추관협착증 환자는 누워서 다리를 들 수 있다.

척추관협착증을 예방하기 위해서는 지나치게 오래 앉아 있거나 서 있는 일은 삼가고, 틈틈이 스트레칭을 해서 허리 근육과 척추관절이 과도하게 긴장하는 것을 방지하는 게 좋다. 또 무거운 짐을 무리해서 드는 것은 허리와 척추관절에 부담을 주어 허리 통증을 악화시키므로 무거운 것을 들 때는 몸을 최대한 물건 쪽으로 밀착하거나 여러 사람과 함께 들도록 한다.

주요 증상

- 오래 걸으면 다리가 저리고 터질 듯 아파서 걷다가 쉬기를 반복한다.
- 엉덩이가 빠질 듯 아프다.
- 바로 눕거나 엎드려 자는 것이 힘들어 옆으로 누워서 무릎을 구부린 채 잔다.

• 허리를 뒤로 젖히면 다리가 저리거나 요통이 생긴다.

• 허리를 앞으로 구부리면 더 편하기 때문에 등이 점점 굽는다.

• 딱딱한 방바닥보다 폭신한 침대가 더 편하다.

• 발이 시리다.

서서히 진행되는 경추관협착증

추간판탈출증과 척추관협착증이 서로 유사해 구분이 쉽지 않은 것과 마찬가지로 경추수핵탈출증과 유사한 증상이 바로 경추관협착증이다. 경추관협착증은 목, 어깨, 양쪽 어깻죽지뼈 사이에 통증이 나타나며, 압박되는 신경 부위에 따라 손가락이나 팔에 저린 느낌이 나고 전기가 통하는 듯한 통증이 있다.

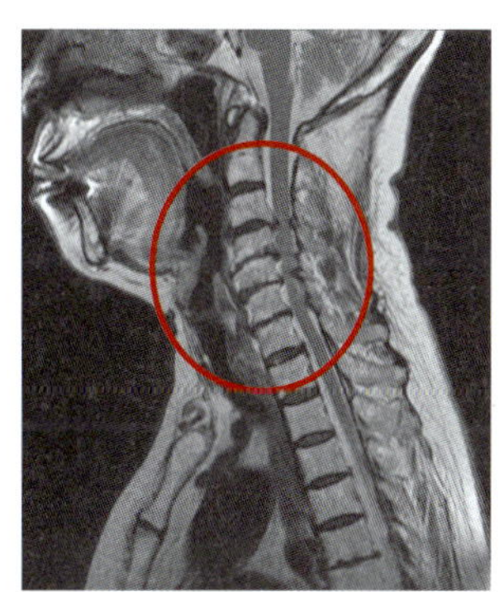

▶돌출된 경추 추간판과 퇴화된 인대로 인해 경추신경관이 좁아져 있다.

협착증은 노화로 인한 퇴행으로 일어나는 경우가 많았지만, 최근에는 젊은층에서도 빠르게 늘고 있다. 나이 때문에 퇴화가 일어나는 것은 맞지만, 그렇다고 꼭 나이가 들어서만 노화가 일어나는 것은 아니다. 척추의 사용 횟수가 잦으면 노화가 더 빨리 찾아올 수도 있기 때문이다. 또한 잘못된 자세, 과도한 허리 사용 등이 척추 노화를 부추기는 원인으로 꼽힌다.

최근 유행처럼 번진 근육질 몸매 열풍 때문에 단기간에 무리하게 운동하는 남성들이 많은데, 이 같은 무리한 운동은 젊은 나이에 척추 노화를 불러오는 원인이 되기도 한다. 여기에 컴퓨터와 스마트폰을 장시간 사용하면서 목을 굽히고 있거나, '1'자를 유지하고 있는 사람들이 늘면서 경추관협착증 환자가 빠르게 늘고 있다.

경추수핵탈출증의 통증 및 감각 이상 증상은 진행 속도가 빠른 것에 비해 경추관협착증의 증상은 서서히 진행되는 것이 특징이다. 초기에는 주로 목 부위와 양팔의 운동 능력 저하 및 감각 이상 등이 나타난다. 또한 경추관을 통해 어깨와 팔로 가는 신경뿐 아니라 다리까지 가는 신경이 모두 지나가므로 심해지면 보행 장애, 다리의 통증, 근력 저하, 감각 이상, 배뇨 장애, 하반신 마비와 같은 증상이 동반될 수 있다.

경추관협착증의 예방을 위해서는 잘못된 자세와 생활습관을 고치는 것이 중요하다. 책상에 앉을 때는 허리를 반듯이 펴서 등받이에 바짝 붙이고, 컴퓨터를 볼 때 목을 앞으로 길게 빼는 습관은 반드시 고치는 것이 좋다. 책상에 엎드려서 팔을 베고 자는 자세 역시 목 건강에 좋지 않으므로 고쳐야 한다. 목의 건강한 C라인을 위해서는 장시간 같은 자세를 취해야 하는 일을 할 경우 한 시간마다 한 번씩 목 근육을 푸는 스트레칭을 해주는 것이 좋다.

주요 증상

• 어깨부터 시작해 양팔이 저리고 감각이 둔해진다.

• 목 부위에 통증이 있다.

• 어깨와 양팔에 통증이 있다.

• 양팔의 운동 능력이 저하되고 감각에 이상이 나타난다.

• 보행 장애가 생기며 다리에 통증이 있다.

• 근력이 저하된다.

• 하반신이 마비된다.

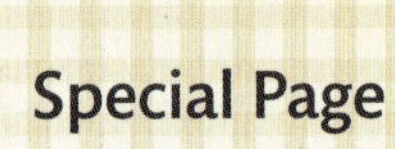

추간판탈출증 vs. 척추관협착증

추간판탈출증과 척추관협착증은 유사점이 많아 혼동하기 쉽다. 일단 둘 다 허리에서 다리로 내려가는 요추신경이 눌려 다리가 저리고 보행에 지장을 초래한다는 점에서 비슷하다. 구별하자면 추간판탈출증은 척추와 척추 사이에 있는 추간판의 수핵이 탈출해 신경을 압박함으로써 허리와 다리에 통증을 유발하는 질환이다. 바르지 못한 자세나 무리한 운동, 스트레스 등이 원인이 되어 허리에 통증을 일으키는데, 특히 젊은 사람들에게 많이 발생한다. 추간판탈출증이 발병하면 허리를 앞으로 굽히기가 힘들고 좌골신경통이 지속적으로 나타나며 뚜렷한 신경증상을 보인다.

이에 반해 척추관협착증은 뼈가 노화하기 시작하면서 뼈마디가 굵어져 척추관이 좁아지게 되고, 이로 인해 신경이 압박을 받아 통증이 발생하는 질환이다. 즉, 노화에 의한 퇴행성 질환으로 50, 60대에서 많이 발생한다. 대부분 조금만 걸어도 다리가 아파 앉아서 쉬었다가 다시 걸어야 하는 보행 장애가 나타나고, 허리를 뒤로 젖히기 불편하며, 다리가 시리고 저리다. 이런 척추관협착증의 증상을 단순한 허리 통증으로 판단해 집에서 파스만 붙이거나 찜질을 하다가 병증

	추간판탈출증	척추관협착증
주 연령대	20~40대	40대 이후 중장년층
원인	요추 추간판이 탈출해 신경 압박	뼈나 인대의 퇴행으로 좁아진 신경관이 신경 압박
증상	앉아 있거나, 앉았다 일어나기가 불편하다	허리를 바로 펴고 누워서 잠을 자기 불편하다
	허리를 앞으로 굽히기가 불편하다	허리를 뒤로 젖히기가 불편하다
	좌골신경통이 지속적으로 나타난다	보행 시 하지 및 엉덩이 통증이 심하다 간헐적 다리 저림이 있다
	뚜렷한 신경증상을 보인다	뚜렷한 신경증상이 없으며 다리가 시리고 때로는 저리는 느낌이 있다
	양다리를 들어 올리는 각도가 다르다 다리를 들어 올릴 때 허벅지 뒤쪽, 장딴지 뒤쪽, 옆쪽 발등, 발 외측 또는 복숭아뼈가 당기거나 아프다	양다리를 들어 올리는 각도가 같다 다리를 들어 올리기가 쉽고 제한이 있다 해도 경미하다
	앉으면 허리가 아프고, 걸으면 편해진다	걸으면 다리가 아프고, 앉으면 편해진다
	허리, 다리가 같이 아프다	허리보다 엉덩이, 다리, 발이 아프다

이 급격하게 악화되는 사례가 많다. 증상이 지속된다면 정확한 진단을 받고 조기에 치료를 시작해야 한다.

자신이 척추관협착증인지 추간판탈출증인지 알아보고 싶다면 바닥에 누워서 무릎을 편 채 다리를 들어 올려보면 쉽게 구별할 수 있다. 별다른 어려움 없이 누워서 다리를 들어 올릴 수 있고 양다리를 들어 올리는 각도가 비슷하다면 척추관협착증이고, 누워서 다리를 들어 올렸을 때 다리 뒤쪽이 당겨 별로 올라가지 않고 양다리의 각도가 많이 차이가 난다면 추간판탈출증이다.

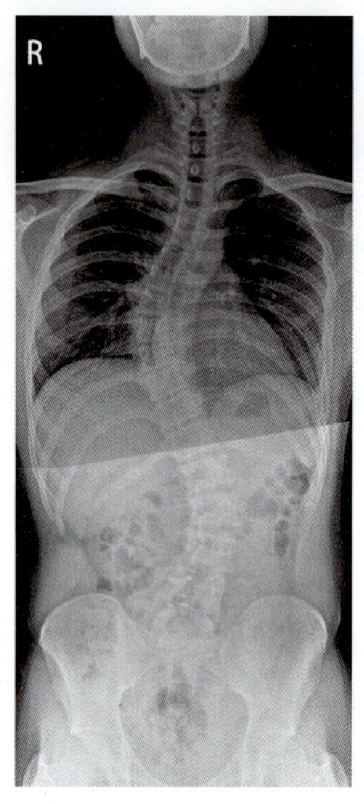

▶흉추와 요추가 심하게 휜 것을 볼 수 있다.

척추가 휘어진 척추측만증

청소년기 특발성 척추측만증

청소년기 특발성 척추측만증은 척추가 바르지 않고 옆으로 휘어진 증상을 말한다. 발병 원인은 유전적 요인이 크다고 하나, 아직까지 확실하게 밝혀지지 않았다. 정상적인 척추의 모양은 앞에서는 곧고 바르며 옆에서는 S자로 곡선을 그리는 것이지만 척추측만증은 앞에서 보았을 때 척추가 C자 형 또는 S자 형으로 휘어져 있다. 주로 성장 과정에서 나타나며 특별한 증상이 없어 조기 치료를 놓치는 경우가 많다. 악화되면 내장기관을 압박할 수 있기 때문에 위험하다.

청소년기에 나타나는 척추측만증은 성장기의 특성상 키가 크면서 허리도 같이 휘게 된다. 측만증이 있으면 자세가 틀어지고 통증으로 인해 장시간 앉아 있기도 힘들어 학습능력도 저하된다. 따라서 청소년기에는 꼭 척추측만증의 예방 차원이 아니더라도 장시간 앉아 있거나 서 있어야 하는 경우 틈틈이 스트레칭을 통해 몸을 풀어주는 일이 필요하다.

성인성 척추측만증

성인성 척추측만증은 장기간 잘못된 자세를 취해온 경우 가장 많이 발병하는데, 대표적인 자세가 다리를 꼬는 것과 구부정한 자세로 앉는 것이다. 다리를 꼬고 앉는 자세를 지속적으로 취하면 척추와 한쪽 골반에 압력을 가하기 때문에 골반 변형이 일어날 수 있다. 특히 책상에 앉아 생활하는 학생이나 직장인이 오랜 시간을 구부정하게 앉아 있으면 척추의 변형을 불러오기 쉽다.

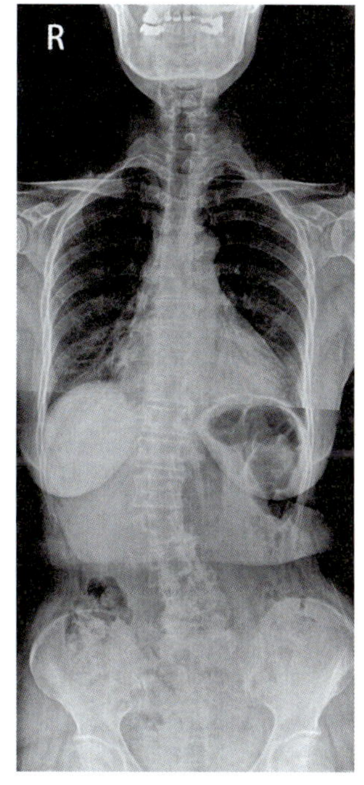

▶퇴행성 척추측만증으로 인해 허리가 휜 것을 알 수 있다.

주요 증상

- 서 있거나 앉아 있을 때 양쪽 어깨 또는 골반의 높이가 다르다.

- 허리를 굽혀 등의 높이를 보았을 때 양쪽의 높이가 다르다.

- 양쪽 가슴의 크기가 다르다.

- 한쪽 어깨뼈(견갑골)가 돌출된다.

- 양쪽 발의 길이가 다르고 신발 굽이 한쪽만 먼저 닳는다.

- 걷거나 뛰는 모습이 부자연스럽다.

납작하게 변형된 척추압박골절

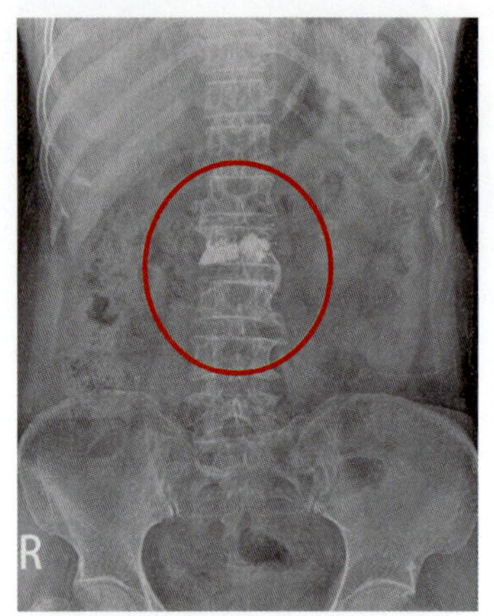

▶요추 2번 압박골절로 인하여 척추 체성형시술을 했다.

외부에서 강한 충격을 받은 경우 발생할 수 있는 질환으로, 충격 때문에 척추뼈가 골절되거나 주저앉는 증상이다. 외부 충격으로 발병하는 질환인 만큼 골밀도가 낮고 뼈가 약한 사람에게 많이 나타나며, 특히 골다공증을 앓고 있는 경우 발생 빈도가 더욱 높게 나타난다. 골밀도가 낮은 골다공증 환자가 낙상 등으로 척추에 손상을 입으면 작은 충격에도 척추뼈가 납작하게 부서지듯 주저앉게 된다.

골다공증은 뼈의 노화가 주요 원인이므로 척추압박골절 환자도 대부분 60, 70대 이상의 노인층이다. 골밀도가 정상이거나 높은 경우라면 넘어지거나 부딪히는 등의 외부 충격에도 뼈가 쉽게 부러지지 않지만, 뼈의 노화가 진행되거나 골다공증이 있는 경우에는 가볍게 넘어지거나 심지어 물건을 들어 올리다가도 쉽게 척추압박골절이 발생할 수 있다. 골다공증 환자의 경우 외부의 강한 충격 후 통증이 발생했다면 곧바로 병원을 찾는 것이 좋다.

초기의 척추압박골절은 누웠다 일어날 때 발생하는 통증 외에는 뚜렷한 자각 증세가 없어 초기 치료를 놓치기 쉽다. 하지만 그대로 방치하면 골절이 일어난 부위 주변으로 미세한 골절이 이어져 통증이 심해지게 된다. 노인들이 넘어졌을 때 겉으로 드러나는 증상이 없더라도 바로 병원에서 검사를 받아야 하는 것은 이 때문이다. 특히 겨울철 빙판길에서 낙상을 했다면 바로 검사를 받는 것이 좋다.

이렇게 척추체가 손상되었을 때 최근 자주 사용되고 있는 시술법이 '척추체성형시술'이다. 이는 척추체에 골시멘트를 주입해 척추체의 모양을 복원하는 치료법으로, 수술이 아닌 간단한 시술로 치료가 가능하다. 국소마취 후 주사기를 통해 골시멘트를 척추체에 주입하기 때문에 흉터가 없고 입원 기간이 짧다.

주요 증상

- 심한 통증으로 등과 허리를 움직일 수 없다.

- 누워서 움직이기도 힘들며 일어나거나 걸으면 통증이 심해진다.

- 허리가 약해져 몸이 점점 앞으로 굽는다.

- 가슴, 아랫배, 엉덩이까지 통증이 뻗어나간다.

- 허리 통증으로 인해 숨을 쉬기가 어렵다.

- 음식물을 삼키기가 어렵다.

척추뼈가 분리되는 척추분리증

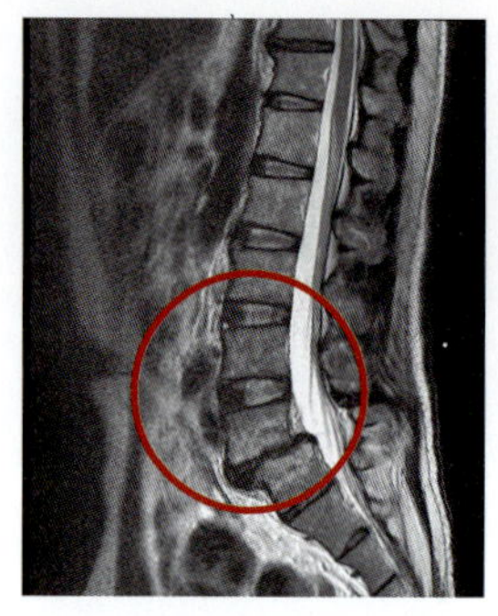

▶요추 5번의 척추분리증으로 전위증을 동반하고 있다.

척추분리증은 척추를 연결하는 뼈에 금이 가거나 부러져 불안정한 상태를 말한다. 추간판탈출증이나 척추관협착증과 달리 추간판에는 별 다른 이상이 없으며, 오직 척추뼈 자체에 이상이 생겨 나타나는 질환이다. 통증이 심하지 않으며 통증을 느끼지 못하는 경우도 있다. 선천적으로 이 증상을 갖고 태어난 경우에는 특히 발견이 쉽지 않으며, 과격한 운동이나 충격으로 인해 드러나는 경우가 많다.

척추분리증 환자는 평소 과격한 운동을 삼가는 것이 좋다. 누워 있을 때 엎드리는 것은 피하고, 바로 눕거나 옆으로 누워 허리의 부담을 줄여줘야 한다. 걷기 운동이나 자전거 타기, 수영 등 척추 주변의 근육들을 강화하는 운동으로 척추를 보호하도록 한다.

척추분리증 자체는 특별한 통증이 없더라도 척추전방전위증과 같은 2차 질환으로 발전할 수 있으므로, 척추 부위의 근력을 강화해 분리 증상이 있는 척추 마디를 보호하는 것이 좋다. 또한 척추 부위가 불안정하거나 통증이 느껴지면 바로 병원을 찾아 정확한 병명을 확인해야 한다.

- 허리를 무리하게 사용하면 가끔씩 심한 허리 통증이 발생한다.

- 평소에는 괜찮지만 허리를 뒤로 젖힐 때 통증이 있다.

- 오래 걸으면 허리 통증이 발생한다.

- 허리부터 엉덩이까지 통증이 있다.

척추뼈가 앞으로 밀려나온 척추전방전위증

척추 뼈고리가 분리되어 척추가 중심에서 앞으로 밀려나온 경우를 척추전방전위증이라 한다. 관절돌기 손상이나 척추분리증 등으로 인해 척추가 분리되고, 분리된 부분의 위쪽 뼈가 앞쪽으로 밀려나가면서 통증이 발생하는 질환이다. 허리 통증 때문에 추간판탈출증과 종종 오인하기도 한다.

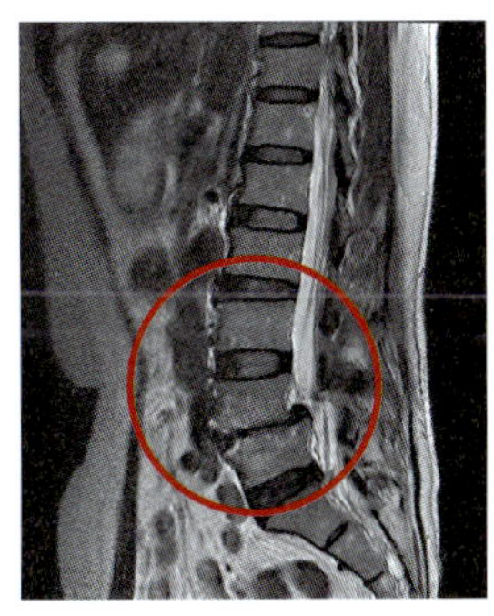

▶요추 4번이 밀려나와 퇴행성 전방전위증 증세를 보인다.

척추전방전위증은 척추가 불안정해지면서 위쪽의 척추가 아래쪽 척추에 비해 앞으로 밀려나와 어긋난 상태다. 이는 허리를 무리하게 사용해 추간판의 간격이 좁아지면서 척추 마디가 주저앉으며 발생하는데, 특히 폐경기 여성들에게 많이 나타난다. 척추분리증에 의한 전방전위증, 퇴행

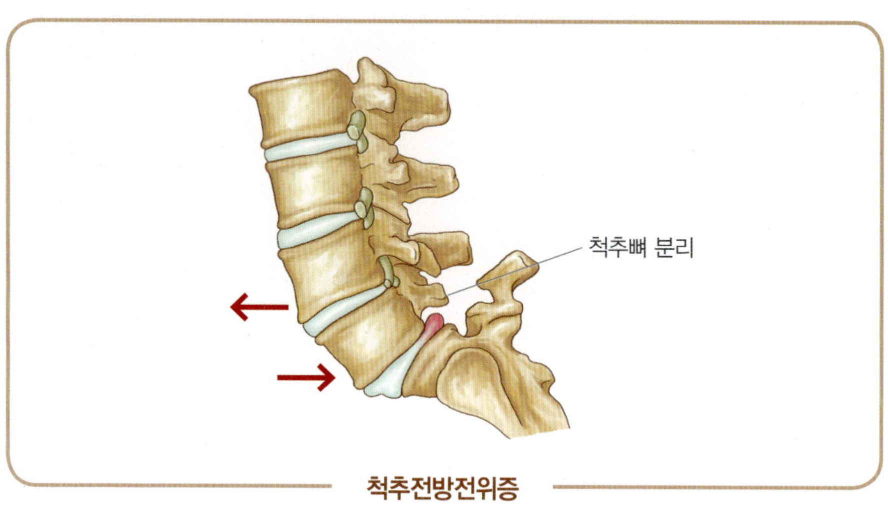

척추전방전위증

성으로 인한 전방전위증, 외상으로 인한 전방전위증 등으로 분류된다.

척추전방전위증은 척추분리증이 악화되거나 노화로 인해 척추가 퇴행하는 경우, 교통사고나 낙마 같은 외상으로도 발병할 수 있다. 또 잘못된 자세, 과다한 육체노동, 무리한 운동 등으로 허리가 압박을 많이 받거나 오래 앉아 있는 직업을 가진 20, 30대 젊은층에서도 나타날 수 있다. 평소 허리가 자주 아프거나 가벼운 보행 시에도 허리에 통증이 있다면 척추전방전위증을 의심해야 한다.

주요 증상

- 앉아 있다가 일어나면 허리 통증이나 다리 저림이 발생한다.
- 허리를 뒤로 젖힐 때 통증이 있다.

• 걸을 때 다리가 저리고 당기고 아프다.

• 요통을 느낄 때 허리 주위보다 엉덩이 주위가 더 아프다.

점점 일자목이 되는 거북목증후군

경추(목뼈)는 C자 형태의 곡선을 유지해야 정상인데, 여러 가지 원인에 의해 수직으로 변형된 상태를 '거북목증후군(일자목증후군)'이라고 한다. C자 곡선이 목으로 가는 충격을 분산시키는 완충 역할을 하기 때문에 우리가 강렬한 운동이나 활동에도 머리의 무게를 견디고 건강하게 생활할 수 있는 것인데, 경추가 '1'자로 변형되면 충격 완화 능력이 현저히 떨어

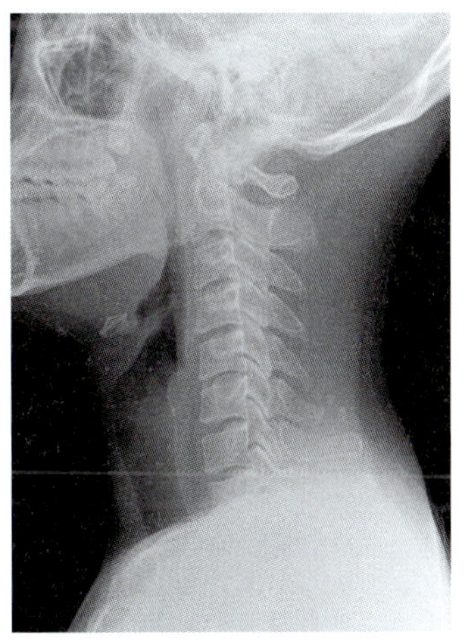

▶목의 커브가 '1'자로 변형되었다. 추간판이 충격과 압력을 분산하지 못해 상대적으로 경추관 공간이 좁아져 있다.

져 외부 충격이 고스란히 머리와 척추로 전달될 수 있다.

오랜 시간 컴퓨터나 스마트폰을 보기 위해 목을 앞으로 쭉 뺀 상태로 작업을 하거나 자신의 눈높이보다 아래를 내려다보는 경우, 사고나 외부의 직접적인 충격으로 목뼈가 손상된 경우, 앉거나 서 있는 자세가 바르

지 못한 경우에 거북목증후군이 발생할 수 있다. 또한 과체중으로 신체의 무게 중심이 앞으로 쏠리는 경우나 책이나 신문 등을 바닥에 두고 내려다보는 습관, 지나치게 높은 베개를 사용하는 것도 원인이 된다.

거북목 환자는 대부분 목과 목 주변은 물론, 어깨, 등, 팔까지 통증을 느끼며, 눈이 쉽게 피로해지고 심한 경우 손 저림과 두통, 어지러움 등을 호소한다. 초기에는 목보다 어깨와 팔에 먼저 이상을 느끼기 때문에 다른 질환으로 오인해 방치하기 쉽다. 치료 시기를 놓치면 목디스크로 발전되고 치료에 어려움을 겪으므로 통증이 2~3주 이상 지속되면 서둘러 병원 검진을 받는 것이 좋다. 초기 거북목 증상은 간단한 물리치료나 운동치료만으로 증세를 호전시킬 수 있다.

거북목증후군을 예방하기 위해서는 컴퓨터나 스마트폰, 책 등을 볼 때 눈높이를 잘 조정하는 것이 필요하다. 또 규칙적으로 휴식 시간을 가지면서 목의 긴장을 풀어주는 스트레칭을 습관화한다. 잠을 잘 때는 목에 무리가 갈 정도로 지나치게 높은 베개는 사용하지 않는 것이 좋다.

주요 증상

- 뒷목이 딱딱하게 굳는다.

- 목이 뻣뻣해지고 목, 어깨, 등으로 통증이 전달된다.

- 눈이 쉽게 피로해지고 손이 저린다.

- 두통 및 어지럼증이 있다.

5. 척추질환에 대한 **오해와 잘못된 상식들**

Q 허리디스크에 걸리면 무조건 누워 있는 게 좋다?

A 아니다. 허리디스크에 걸리면 아파도 계속 허리를 움직여 허리 근육을 강화하는 것이 가장 좋은 치료법이다. 평상시에는 자세를 15~20분마다 바꿔 허리에 무리가 가지 않게 한다.

Q 허리디스크는 무조건 수술해야 한다?

A 아니다. 환자의 90퍼센트 이상은 한두 달간의 간단한 치료로도 증상이 나아진다. 허리디스크가 발생했다고 당장 수술을 하는 것은 절대 삼가야 한다. 6개월 정도 안정을 취하고 약물치료, 물리치료, 통증치료 등을 하면 대부분 치유가 가능하기 때문이다.

Q 허리가 갑자기 아프면 따뜻하게 찜질을 하는 게 좋다?

A 아니다. 허리나 관절 등이 아픈 경우에는 온찜질보다 냉찜질이 효과적이다. 특히 급성 요통이 발생한 경우에는 냉찜질로 근육에 발생하기 쉬운 염증을 억제하는 것이 좋다. 증상이 완화된 뒤에는 온찜질도 관계없다.

Q 허리를 삐끗한 뒤 통증이 있으면 허리디스크다?

A 아니다. 일반적으로 척추뼈를 지지해 주는 근육이나 인대, 관절의 부분적 손상으로 생기는 요추염좌일 확률이 더 높다. 요추염좌는 주로 외부에서 강한 자극을 받았을 때 허리 근육이나 인대 등이 손상을 받아 생기는 질환이다. 통증이 있으며, 허리를 지탱해주던 인대가 늘어나면 근육도 약해져 반복해서 염좌가 나타날 수 있다. 심해지면 디스크로 발전될 수도 있기 때문에 무엇보다 안정을 취하는 것이 좋다. 가벼운 물리치료나 운동치료로 증상이 좋아질 수 있으며, 평소 허리 근력 강화 운동 등으로 인대와 허리 근력을 튼튼하게 만드는 게 중요하다.

Q 허릿병은 수술만 받으면 완쾌된다?

A 심하게 눌렸던 신경이 풀어지면 다리의 심한 통증은 소실되나 오랫

동안 눌려 손상받은 신경 조직이 바로 정상으로 돌아가는 것은 아니다. 따라서 둔하고 저릿한 느낌은 한동안 지속된다. 가끔 찌르는 듯한 통증이 올 수도 있지만 신경이 점차 회복되면서 6주에서 3개월 이내에 대부분의 증상이 좋아진다. 수술 전과 동일한 심한 통증이 다시 생기고 지속된다면 재발을 의심하고 검진을 받아본다.

Q 허리디스크 환자는 성행위가 불가능하다?

A 아니다. 오히려 적당한 성행위는 근육 강화에 도움을 준다. 수술 후에도 종류에 따라 2~3주 뒤면 성행위가 가능하다. 다만, 요통을 유발하는 자세는 피하는 것이 좋고, 점진적으로 횟수를 늘려가는 게 좋다.

Q 목디스크인 것 같은데, 어떤 검사를 받아야 하나?

A 기본적인 뼈 구조를 전체적으로 파악하기 위한 일반 엑스선 촬영과 신경 조직의 변화 여부를 정확히 확인할 수 있는 MRI 검사, 가시뼈의 돌출 여부, 신경 구멍의 협착들을 확인하기 위한 CT검사 등이 기본이 된다. 이러한 검사로도 확진이 힘든 경우에는 신경을 싸고 있는 주머니에 약물을 투입한 후 엑스선 촬영을 하는 신경조영술, 자율신경의 변화를 보여주는 적외선열조영술이 필요하다. 신경 자체의 병을 확인하기 위해

서는 신경생리학적 검사인 근전도 검사와 유발전위검사를 실시하며, 염

증이나 전신성 질환 여부를 밝히기 위한 피검사도 필요하다.

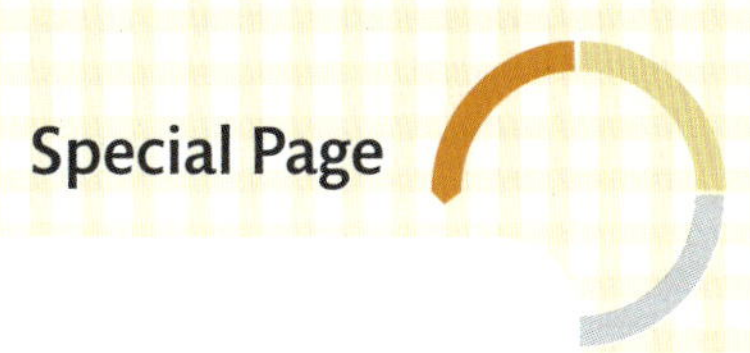

척추질환 자가 진단법

나의 척추 건강은 괜찮은지, 혹시 나도 모르는 허릿병이 있는 건 아닌지 궁금하다면 간단히 자가 진단해보자. 천장을 보고 누워 한쪽 다리를 들어 올리면서 내 몸의 감각을 느껴보도록 한다. 만약 엉덩이에서부터 무릎, 장딴지, 발등 쪽으로 당기는 증상이나 통증이 생기고, 한쪽 다리를 들 수 있는 각도가 반대편과 차이가 난다면 허리디스크일 가능성이 높다. 현재 허리나 다리, 어깨 등에서 작은 통증을 느끼며 사는 사람이라면, 그것이 어떤 질환으로 이어질 수 있는지 다음의 각 항목을 읽고 체크해보자.

이따금
허리 통증이 있다.

엉덩이 및 다리 저림과 약화가 동반되는 경우 의심되는 증상 : 추간판탈출증, 척추관협착증 등

▶ 허리디스크는 어느 날 갑자기 찾아오는 게 아니다. 간헐적으로 찾아오는 허리 통증이 그 신호가 될 수 있다. 초기에 발견하면 비교적 치료가 쉬운 편이다.

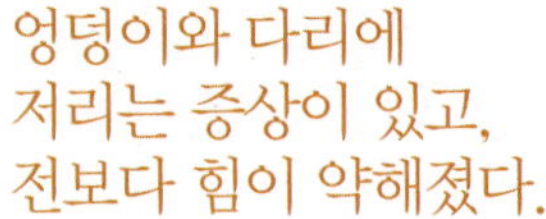

의심되는 증상 : 추간판탈출증, 척추관 협착증

▶ 허리 통증은 추간판탈출증 증상의 대명사이지만 엉덩이 또는 다리의 통증 역시 허리디스크의 신호가 된다. 튀어나오거나 파열된 디스크가 척수신경을 눌러 다리 쪽으로 내려가는 좌골신경을 자극하기 때문이다.

의심되는 증상 : 목디스크, 일자목, 거북목

▶ 목의 통증은 주로 잘못된 자세나 생활습관, 교통사고나 부상에 의한 목디스크일 가능성이 크다. 다만, 목디스크는 불편함과 증상이 다양하게 나타나므로 스스로 진단하기가 어렵다. 증세가 더 심해지기 전에 병원에 내원하여 진단을 받아보는 게 좋다.

의심되는 증상 : 목디스크, 오십견 등

▶ 흔히 중년 이후 생기는 어깨 통증은 무조건 오십견이라 생각하고, 시간이 가면 저절로 좋아질 수 있다는 생각에 방치하다 악화되는 경우가 많다. 증상이 가벼운 경우 물리치료, 약물치료, 주사치료, 재활치료 등 비수술적 치료로 완치가 가능하다.

**의심되는 증상 : 목디스크, 후종인대골
화증 등**

▶ 하루 종일 사무실에서 일하는 직장
인들 가운데 목과 어깨에 통증을 느끼는 사람이 많다. 이런 통증을 방치하면 목디스크로
악화될 수 있다. 특히 목디스크는 치료가 지연되거나 잘못되면 하반신 마비나 전신 마비
등의 치명적 위험이 따르므로 각별히 신경 써야 한다.

멀쩡한 피부를 절개하고 후유증을 감당해야 할지도 모르는
수술적 치료만 고집할 일이 아니다.

과거 수술이 필요했던 환자의 80~90퍼센트까지도
이제는 비수술로 치료가 가능해졌다.
멀쩡한 피부를 절개하고 후유증을 감당해야 할지도 모르는
수술적 치료만 고집할 일이 아니다.

척추질환, 수술하지 않고 나을 수 있다

1 고정관념을 깨면
답이 보인다

한 번 손상이 가면 반드시 수술을 해야 한다는 생각에 지레 겁부터 먹게 되는 것이 척추질환이다.

이를 뒷받침이라도 하듯 국민건강보험공단이 발표한 '2011년 주요 수술 통계' 자료를 보면, 일반 척추 수술이 2006년 대비 연평균 증가율이 가장 높은 수술 3위(10.7%)를 차지했다. 수술을 받은 환자는 2006년 9만 292명에서 2011년 14만 9,770명으로 급증했고, 진료 비용은 4,544억 원으로 가장 큰 비용을 차지했다.

급증하는 척추질환자만큼이나 문제가 되는 것이 과잉 진료와 불필요한 수술의 권유다. 척추질환은 극심한 통증과 마비 증상을 동반하고 있어 환자의 판단력이 흐려지기 쉽다. 그래서 치료에 관한 모든 선택과 결정을 전문의에게 의존하는 경향이 강한 질환이기도 하다. 더구나 척추질환은 당연히 수술을 해야 낫는다는 고정관념까지 있다 보니 과잉 진료 문제가 더욱 심화되고 있다.

그러나 척추질환에 수술이 필요한 경우는 극히 제한적이다. 수술까지 시도하지 않아도 대부분 나을 수 있기 때문이다. 따라서 수술에 대한 부담감 때문에 치료를 차일피일 미루거나, 자신이 겪는 통증이 조만간 사라질 거라는 안이한 생각으로 참고 견디는 일은 절대 없어야 한다.

20~30분 투자로 통증 없는 생활이 가능

허리 통증이 생기기 시작하면 먼저 자신의 상태를 파악하는 게 급선무다. 현 상태가 어떤 단계에 있는지 알아야 그에 적합한 치료 방법을 결정할 수 있기 때문이다. 초기에는 물리치료나 주사치료 등 간단한 기본 치료만으로도 상태를 호전시킬 수 있기 때문에 20~30분 정도면 얼마든지 병증을 치료할 수 있다.

병증이 기본 치료로 해결되는 단계를 넘어섰다 해도 수술이 필요한 경우는 극히 제한적이다. 다양한 질환만큼이나 그에 대응하는 다양한 비수술적 치료법이 개발되어 있기 때문에 웬만한 통증과 질환은 비수술로 치료가 가능하다. 과거 수술이 필요했던 환자의 80~90퍼센트까지도 이제는 비수술로 치료가 가능하다.

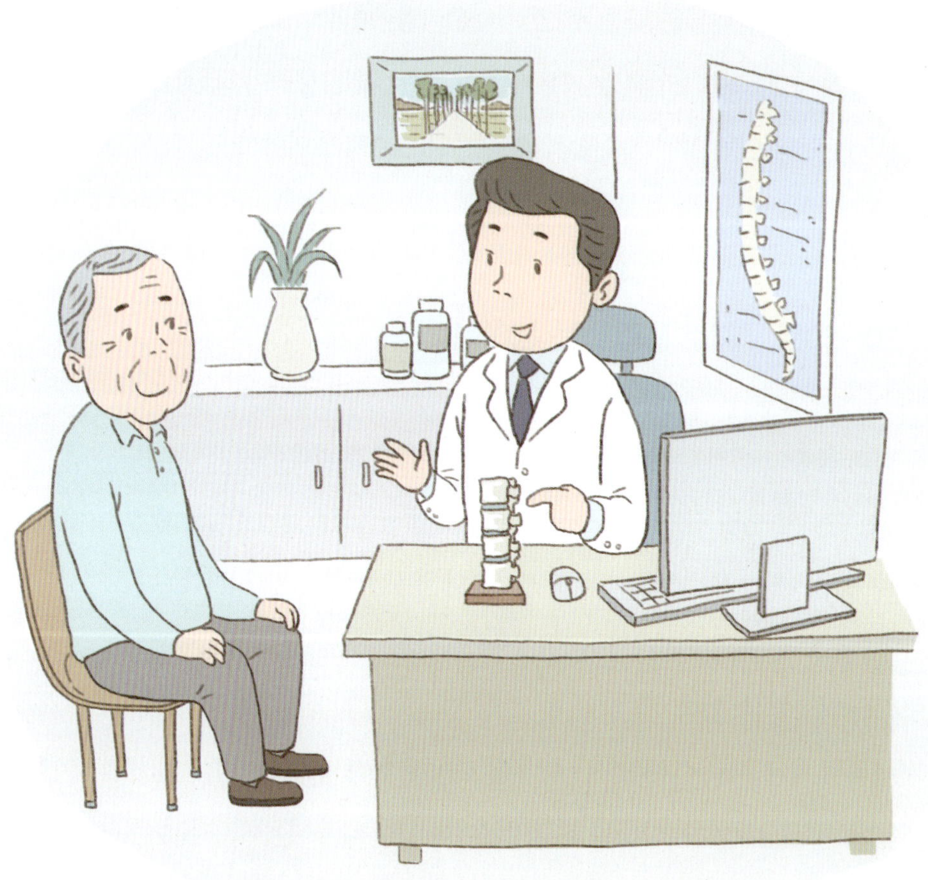

단, 이때 중요한 것이 어떤 병원과 의료진을 선택하느냐다. 얼마 전까지만 해도 수술이 주목적인 의료 기관들이 있었기 때문에 환자의 입장에서 치료 방법을 선택하기가 쉽지 않았다. 아무리 수술이 일부 환자에게 진행된다 해도 환자가 이를 선택할 수 있는 환경이 조성되지 않으면 모두 소용없는 일이 아닌가! 그렇기 때문에 첫 치료 시의 병원 선택이 매우 중요하다. 병원을 선택할 때 체크해야 할 점은 다음과 같다.

첫 번째는 환자의 상태에 맞는 치료를 권하는 병원이냐는 것이다. 후유증을 유발할 수 있는 수술을 우선적으로 권유하는 병원이 아니라 환자의 입장에서 환자에게 적합한 치료가 무엇인지를 고민하고 판단해 권해 주는 병원이어야 한다.

두 번째는 얼마만큼 재활치료에 중점을 두느냐는 것이다. 흔히 척추질환 치료의 끝은 수술이나 진료가 아닌, 재활치료라고 한다. 그만큼 재활치료가 중요하다는 말이다. 어떤 치료든 통증의 원인을 찾아 치료하는 것이지 척추 자체를 건강하게 되돌리는 치료가 아니기 때문에 건강한 일상으로 돌아오기 위해 재활치료는 필수적이다.

수술이라는 단어 자체가 주는 위압감 때문에, 혹은 오랜 회복 기간이나 부작용 때문에 치료를 피해온 환자라면 이제 더 이상 그럴 필요가 없다. '척추질환＝수술'이라는 고정관념만 접는다면 통증에서 벗어날 수 있는 안전한 방법을 얼마든지 찾을 수 있기 때문이다.

2 비수술 치료란 무엇인가

손상된 척추를 수술로 치료할 경우 척추는 원래 상태의 고유한 역할을 제대로 수행하기 어렵게 된다. 그런 수술 치료의 단점을 보완한 치료법이 바로 비수술 치료이며, 이 치료법의 주된 목표는 환자에게 가장 적합한 치료를 선택해 시행하는 것이다.

비수술적 치료법은 수술 후유증이 거의 나타나지 않으며, 대개 부분 마취 후 시술하기 때문에 고령 환자나 당뇨병 등 만성질환이 있는 환자들도 안심하고 받을 수 있다. 또한 피부 절개 없이 미세내시경이나 특수 관 등으로 시술하기 때문에 흉터가 거의 남지 않는다. 수술적 치료법이 수술 시간과 회복 기간이 긴 데 반해, 비수술적 치료법은 20~30분 정도면 끝나고 바로 퇴원이 가능하다는 장점이 있다.

원인과 통증에 따라 달라지는 시술법

허리 통증의 원인으로는 인대와 근육이 늘어나는 염좌, 추간판이 튀어나오는 추간판탈출증(허리디스크), 척추관의 퇴행성 변화에 의한 척추관협착증 등이 있다. 약물치료, 물리치료, 침상 안정, 보조기 착용 등 기본 치료를 한 다음에도 증세가 달라지지 않을 경우에는 바로 비수술 치료가 이루어진다. 비수술 치료로는 튀어나온 추간판을 고주파 열 에너지를 이용해 감압하면서 동시에 추간판 내 통증을 줄이는 플라즈마수핵감압술, 좁아진 척추관을 레이저로 넓히는 경막외내시경레이저시술, 유착된 신경을 치료하는 경막외강유착박리술 등이 있다.

추간판탈출증 환자의 치료에 주로 사용되는 플라즈마수핵감압술은 가는 주삿바늘을 추간판 속에 삽입한 후 고주파 열을 가해 추간판 주변의 통증을 차단하는 시술법이다. 국소마취로 진행되고 시술 시간도 짧기 때문에 뼈나 신경, 근육 등에 전혀 손상을 주지 않는다.

척추관협착증 환자의 치료에 주로 사용되는 경막외내시경레이저시술은 시술 부위에 국소마취를 한 다음 꼬리뼈를 통해 내시경을 삽입하여 병증 부위를 살피면서 치료하는 방법이다. MRI 상으로도 보이지 않는 병변 부위까지 정확하게 보면서 레이저로 제거할 수 있다는 장점이 있다.

디스크나 협착증이 생기면 환부 주위에 신경이 유착되고, 염증반응으로 척추에 통증을 일으키는데 이때 사용하는 것이 경막외강유착박리술이다. 이 시술법은 특수관을 이용하여 유착을 풀어줄 뿐 아니라 병변에 직접 약물을 주입해 신경 주변의 염증을 가라앉힌다.

만성질환을 앓고 있는 고령 환자들도 안심

통증이 아무리 심해도 수술은 꿈도 꾸기 어려운 환자들이 있다. 3~4시간에 걸친 대수술을 감당해내기 힘든 고령의 환자들로, 얼마 전까지도 이들은 합병증의 위험이 높아 수술은 엄두도 내지 못하고 고통을 고스란히 참아야 했다. 또한 고혈압이나 심장병, 당뇨, 간질환 같은 내과적인 만성질환을 가지고 있는 환자들도 전신마취가 어려워 수술이 불가능했다.

사실 고령의 환자들에게 절개 부위가 크고 시간이 오래 걸리는 수술인 척추유합술은 부담이 될 수밖에 없다. 수술 후 후유증을 감당할 만한 체력을 가지고 있지 못하기 때문에 건강을 찾으려다 오히려 합병증을 얻게 되는 경우가 많아서다. 뿐만 아니라 기존의 수술법은 이런 내과적인 만성질환자들을 고통에서 벗어나게 해주는 데 어려움이 있다. 일단 이들은 마취가 어렵기 때문이다. 그런 점에서 시술 부위에 국한되는 국소마취와 짧은 시간 안에 치료가 가능한 비수술적 치료법은 고령 환자들이 안심하고 받을 수 있는 효과적인 치료법이라 할 수 있다.

3

튀어나온 추간판을 줄이는
플라즈마수핵감압술

추간판탈출증은 척추뼈 사이에 위치한 추간판이 외부에서 가해지는 충격에 의해 원래 위치에서 밀려나 옆에 있는 신경을 압박하면서 발생하는 질환이다. 플라즈마(고주파)수핵감압술은 바로 이렇게 밀려난 추간판을 치료하는 시술이다.

열을 가해 통증을 선택적으로 차단한다

플라즈마수핵감압술은 1밀리미터 정도의 가느다란 주삿바늘을 튀어나온 추간판 내부에 위치하게 하고 플라즈마 광을 쐬여 추간판 내부의 압력을 감소시키는 시술법이다. 추간판 내 병변 부위에 직접 빛을 쏘아 튀어나온 추간판의 크기를 줄이는 것으로, 국소마취 후 20분이면 치료를 마칠 수 있다.

가는 주삿바늘을 추간판 속에 삽입, 열을 가해 주변 통증을 선택적으로 차단하는 시술이기 때문에 흉터가 남지 않고, 절개 때문에 발생할 수 있는 감염 및 합병증의 위험이 낮다.

효과적인 디스크성 통증 치료

수술하지 않고 추간판탈출증의 치료가 가능한 플라즈마수핵감압술은 입원 절차 없이 시술 당일 치료가 완료되어 바로 일상생활이 가능하다는 장점이 있다. 시술법의 성공률은 80퍼센트에 달하며, 재발 확률은 적게는 5~10퍼센트, 많게는 20퍼센트이다. 이는 일반 절개 수술의 재발 확률에 비해 현저히 낮은 수치다. 시술 시간이 짧고 국소마취로 이루어지기 때문에 고혈압이나 당뇨, 심장병, 골다공증 환자들도 시술을 받는 데 부담이 없다.

플라즈마수핵감압술은 무엇보다 시술 의사의 경험이 중요하다. 시행착오 없이 통증을 유발하는 부위를 정확히 찾을 수 있어야 시술 효과가 있기 때문이다.

플라즈마수핵감압술은 기존의 고주파시술법에서 한 단계 업그레이드

된 시술법이다. 전에는 고주파의 열전도로 인해 신경이나 추간판 내의 정상 조직에 손상을 줄 수 있었지만, 플라즈마수핵감압술은 수핵의 분자 구조를 분해하여 증발시키는 방식이기 때문에 전극이 닿는 곳 이외의 정상 조직에는 일체 손상을 주지 않고 흉터도 남기지 않는다.

장점

- 수술하지 않고 추간판탈출증을 치료한다.
- 전신마취가 필요 없다.
- 주삿바늘로 시술하여 절개가 필요 없다.
- 당일 시술로 입원이 거의 필요 없으며, 바로 일상생활이 가능하다.

시술 대상

- 목디스크나 허리디스크 환자
- 추간판으로 인한 척추관협착증 환자
- 오래 앉아 있으면 허리나 엉덩이에 통증이 생기는 환자
- 허리 통증으로 바닥에 양반 다리를 하고 오래 앉아 있기 힘든 환자
- 허리나 목을 숙일 때 통증이 있는 환자
- 엉덩이 또는 허벅지, 종아리, 발끝, 팔, 손끝이 저리고 아프거나 당기는 환자
- 머리를 감기 위해 숙일 때 허리가 뻣뻣하거나 통증이 있는 환자

- 앉아 있다 일어날 때 요통이 생기는 환자

- 목을 숙이거나 뒤로 젖힐 때 팔이나 손가락에 저리는 증상이 있는 환자

- 목의 통증을 동반한 두통이 있는 환자

치료 방법

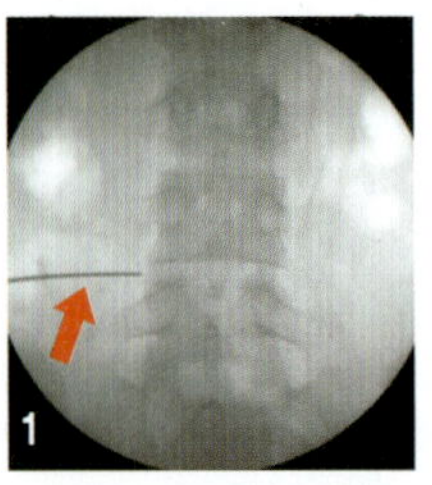
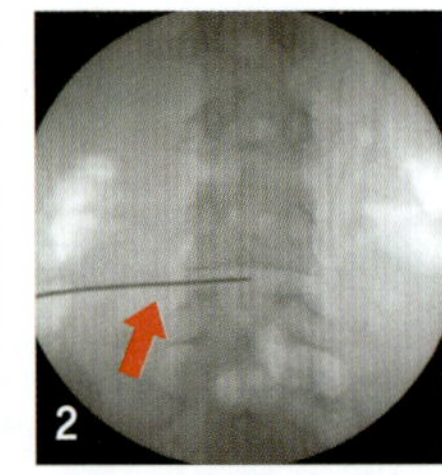

1 치료 부위에 국소마취를 한 후 1밀리미터 정도의 가는 바늘을 추간판에 넣은 뒤 플라즈마 전극을 삽입한다.

2 MRI나 CT 판독으로 확인된 병변 부위의 추간판을 치료한다.

치료 후 달라진 모습

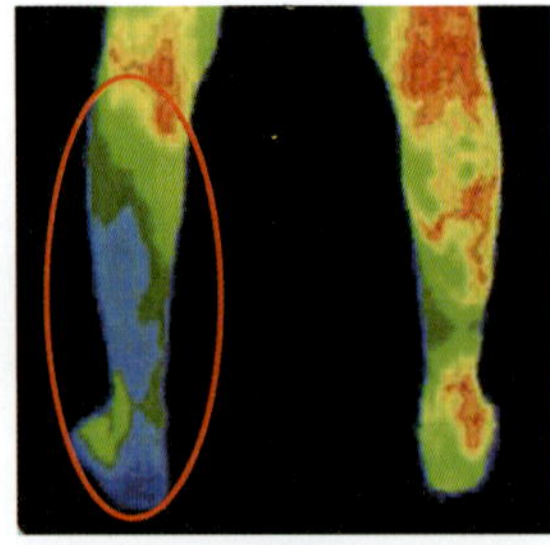

시술 전

적외선 체열 진단 검사를 했을 때 통증이 심한 다리 부분이 파랗게 보인다.

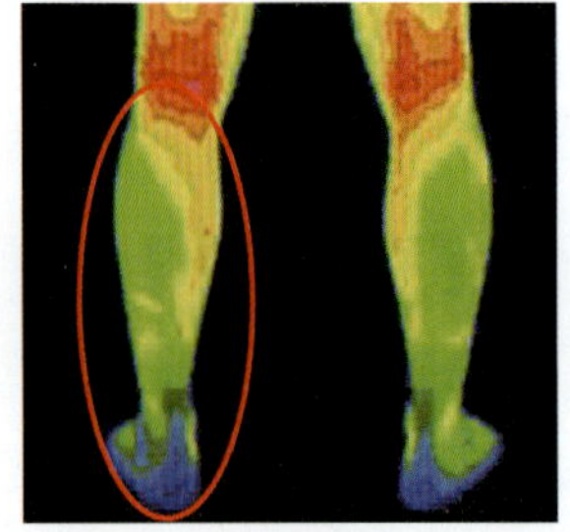

시술 후

파랗게 보이던 부분이 순환이 되고 통증이 완화되면서 정상으로 돌아오고 있다.

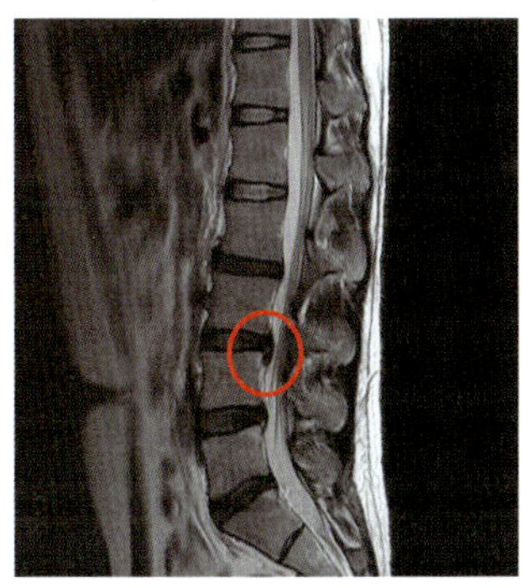

시술 전

요추 3, 4번 사이의 추간판이 돌출
되어 신경을 압박하고 있다.

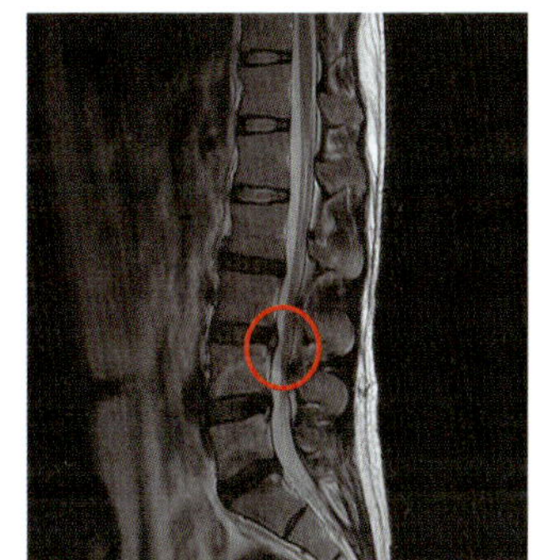

시술 후

시술을 통해 튀어나온 추간판을
제거하여 신경이 회복되었다.

4

좁아진 척추관을 넓히는
경막외내시경레이저시술

경막외내시경레이저시술은 기존의 경막외유착박리술 치료에 내시경과 레이저의 장점을 추가한 시술 방법이다. 추간판탈출증 수술을 성공적으로 끝낸 뒤에도 통증이 사라지지 않거나 약간의 시일이 지난 후 통증이 재발될 때는 MRI 상에서도 그 원인을 찾을 수 없는 경우가 많다. 이 같은 증상은 수술 후 염증, 유착, 재발 등에 의해 발생되는데, 유착을 없애기 위해 재수술을 하는 경우 수술 성공률은 더 낮아진다는 게 정설이다. 따라서 이런 환자들은 경막외내시경레이저시술로 치료를 해야 한다.

추간판탈출증의 경우 마비 증상이 나타나는 5퍼센트의 환자를 제외하고는 비수술적인 치료를 권하게 된다. 수술 자체가 환자에게 두려움을 주고, 회복과 재활에 시간이 걸려 일상생활에 지장을 주기 때문이다.

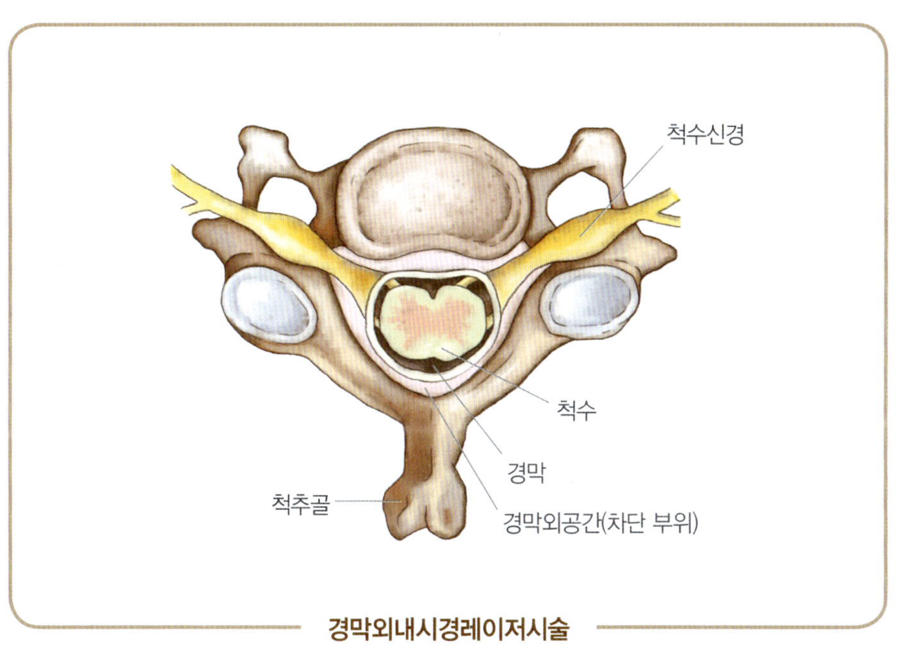

경막외내시경레이저시술

경막(Dura Mater)이란 뇌와 척수를 둘러싸고 있는 세 겹의 뇌막 (Meninges) 중 가장 바깥층에 위치한 막이다. 골막층과 뇌막층의 두 겹 으로 이루어져 있으며 뇌막 중에서 가장 질기고 두껍다. 경막외내시경 레이저시술은 이 경막 바로 바깥에 내시경을 삽입해 직접 병변을 보면서 시술을 하는 방법이다. 국소마취 후 꼬리뼈로 내시경을 삽입해 척추 주 변을 직접 들여다보면서 치료하므로 MRI 상에서 보이지 않는 병변을 확 인할 수 있다. 레이저를 사용해 유착 제거는 물론 추간판의 크기까지 줄 이는 효과적인 시술법이다.

방사선 영상 장치를 보면서 추간판이 튀어나오거나 척추가 달라붙어 통증을 유발하는 부위를 정확하게 찾은 뒤, 지름 2밀리미터, 길이 40~50센티미터의 특수 관(카테터)을 통증의 원인 부위에 집어넣어 치료하기 때문에 15~20분 정도면 시술이 끝나고 흉터도 남지 않는다. 짧은 시술 시간과 국소마취로 당뇨나 고혈압 등 만성질환으로 수술이 어려운 환자에게도 시행이 가능하고, 파열성 디스크에도 적용할 수 있다. 또한 내시경을 이용해 경막외 공간에서 신경 주변을 직접 들여다보고 확인하면서 작업하므로 안전하다. 레이저를 통해 염증은 물론 눌린 추간판까지 제거할 수 있기 때문에 치료 효과도 매우 뛰어나다.

파열성 디스크도 수술 없이 치료

파열성 디스크는 급성으로 통증이 생기고 그 증세도 심해 일반적인 보존적 치료로는 해결이 되지 않아 처음부터 수술을 결정해야 하는 경우가 많았다. 그러나 실제로는 파열성 디스크도 경막외내시경레이저시술로 좋은 결과를 얻고 있다. 즉, 수술 없이 치료가 가능한 것이다.

필자의 경험상 파열성 디스크의 통증은 경막외내시경레이저시술로 급성기를 넘기면 추간판이 흡수되며 증상이 점점 좋아지는 경과를 보였다. 경막외내시경레이저시술은 추간판의 크기를 줄여주고 신경의 압박을 완화시켜 통증을 개선한다.

특징

- 내시경을 삽입하기 때문에 수술 후 상태를 직접 확인할 수 있다.
- 정확한 진단 및 소견이 가능하다.
- 신경 유착으로 인한 통증에 효과가 크다.
- 빠른 시간 안에 통증을 완화시킬 수 있다.
- 시술 후 바로 귀가가 가능하다.

장점

- 기존의 경막외유착박리술만 사용했을 때보다 내시경과 레이저를 사용하기 때문에 안전하며, 유착 및 염증을 제거하는 영역을 확대할 수 있어 효과적이다.
- 치료가 어려운 신경근 주위의 유착까지 쉽게 제거할 수 있다.
- 합병증의 발생을 크게 감소시킨다.
- 염증이나 유착된 통증 부위를 내시경으로 진단, 약물치료와 함께 레이저를 이용해 통증의 원인이 되는 돌출된 추간판과 인대를 줄이는 것이 가능하다.

- 물리치료, 주사치료 같은 보존적 요법으로 해결되지 않는 환자

- MRI 검사로도 원인이 뚜렷하지 않은 요통 및 좌골신경통 환자

- 엉덩이, 다리가 저리는 좌골신경통 환자

- 추간판탈출증이나 척추관협착증 환자

- 척추 수술 후 재발된 통증을 호소하는 환자

- 고령자나 당뇨, 고혈압, 내과적인 만성질환 등으로 수술이 어려운 환자

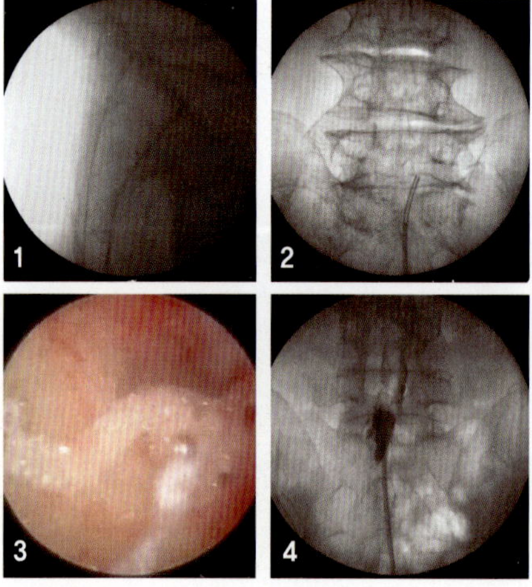

1 꼬리뼈 쪽에 내시경이 들어갈 수 있도록 3밀리미터를 절개한 후 가이드 바늘을 삽입한다.

2 내시경을 통증 부위, 또는 시술 부위까지 밀어넣는다. 이때 꼬리뼈부터 척추관까지는 막힌 부분이 없기 때문에 자연스럽게 들어간다.

3 내시경을 통해 염증, 유착, 경막외 지방, 신경 뿌리 등 신경을 자극하는 원인을 확인한 후 레이저로 제거한다.

4 모든 치료 과정이 끝나면 내시경을 빼고, 절개 부위를 봉합한다.

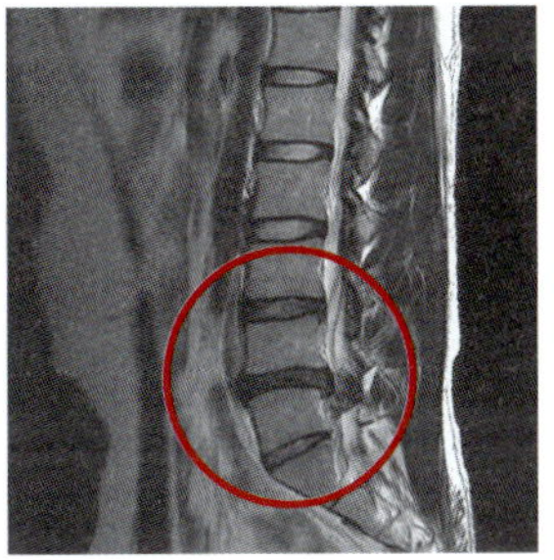

시술 전
요추 4, 5번 사이의 추간판이 파열되어 거대하게 돌출되었다.

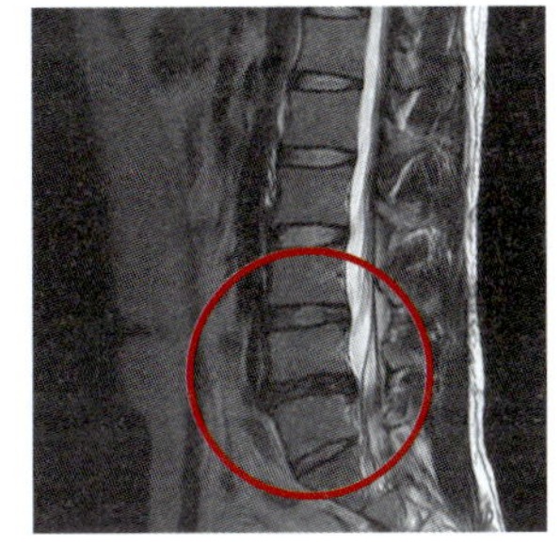

시술 후
돌출된 추간판을 제거하고 유착된 신경을 풀어주어 신경관이 넓어졌다.

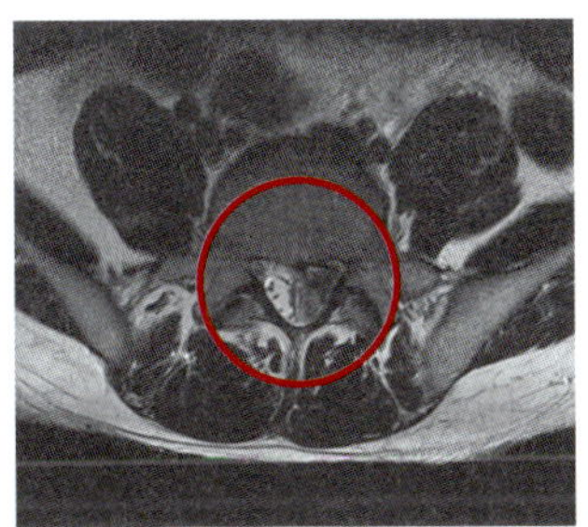

시술 전
파열되어 돌출된 추간판이 좌측 요추 5번 신경을 누르고 있다.

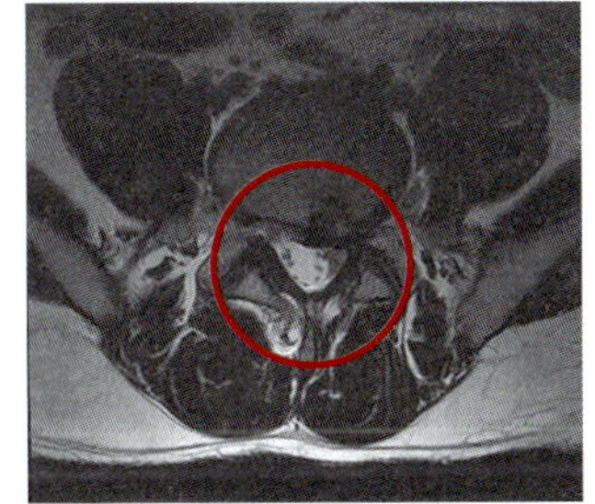

시술 후
파열된 추간판 제거로 좌측 요추 신경이 회복되었다.

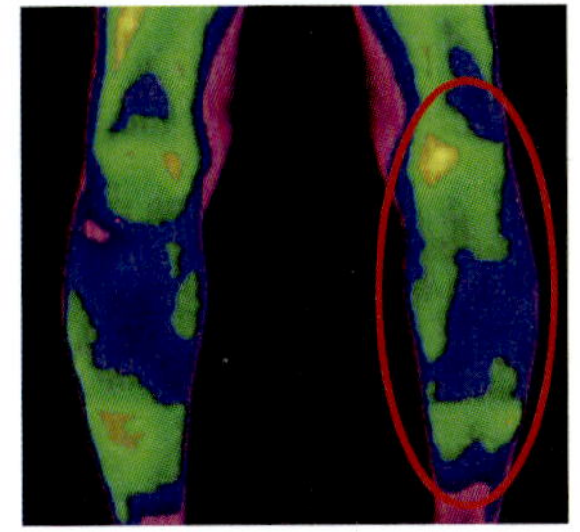

시술 전
적외선 체열 진단 검사시 통증이 심한 다리 부분이 파랗거나 까맣게 보인다.

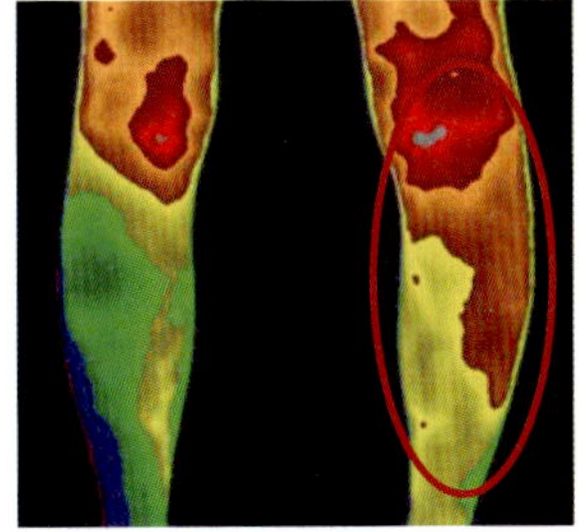

시술 후
파랗게 보이던 부분이 순환되고 통증이 완화되면서 정상으로 돌아오고 있다.

척추관협착증의 단계별 치료

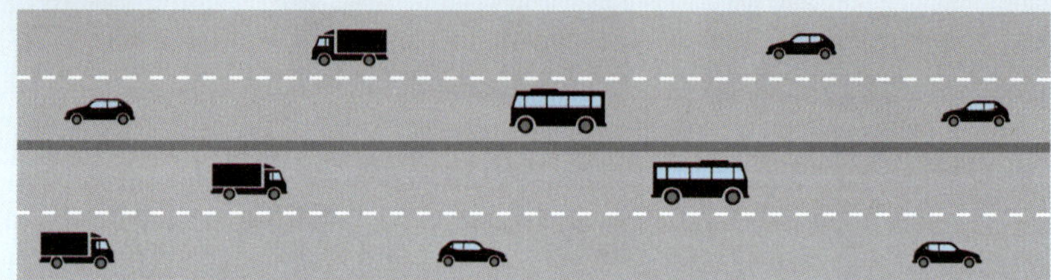

여기서 도로는 '척추관'을 의미한다. 정상적인 척추관은 막힘이나 사고 없이 차들이 원활히 운행되는 지금의 상황과 같다고 보면 된다.

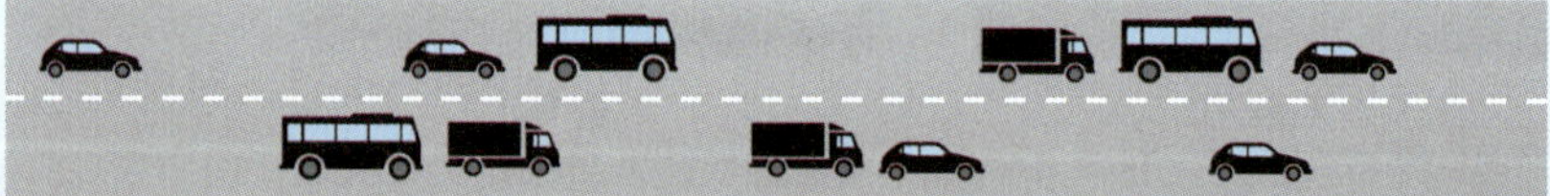

협착증은 척추관(도로)이 좁아져 있는 것이 특징이며, 좁아진 도로 때문에 도로가 정체되어 차들이 원활하게 운행되지 못하는 상황과 같다.

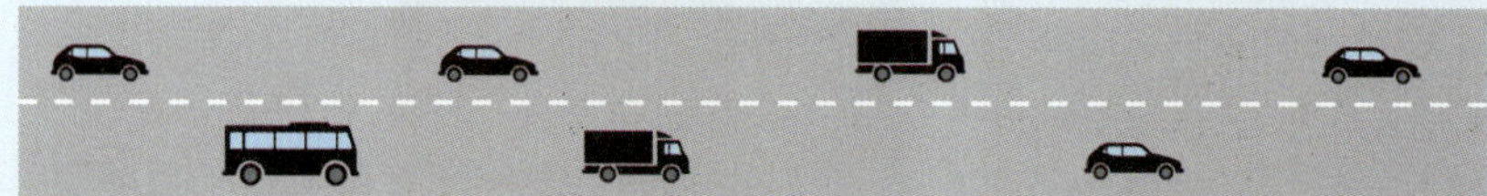

하지만 척추관(도로)이 좁아져 있어도 차들이 원활하게 운행되는 도로와 같은 경우가 있다. 이런 경우에 우리의 몸은 통증이나 증상이 없다. 그렇기 때문에 정밀한 검사가 필요하다.

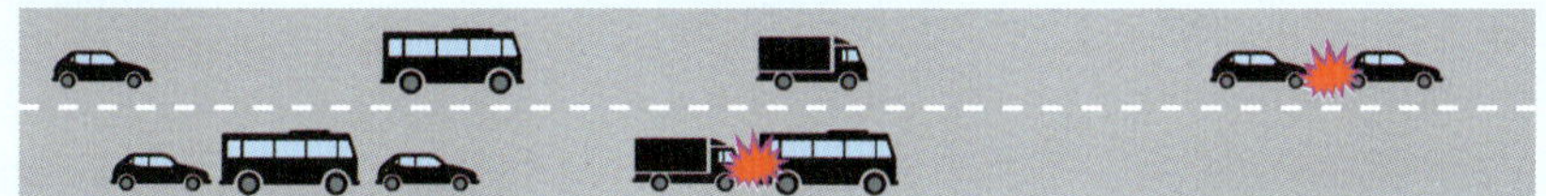

도로(척추관)는 좁아져 있지 않지만 교통사고(염증, 유착)가 일어나 교통을 정체시키는 것과 같은 증상에는 '유착박리술'을 시행할 수 있다.

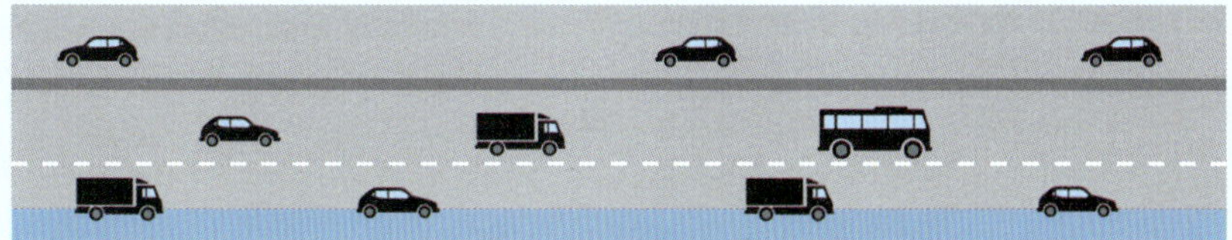

도로(척추관)가 좁아져 자동차의 통행이 어려우면 갓길을 확장하듯, 우리의 몸의 좁아진 척추관을 넓혀주는 시술인 '경막외내시경레이저시술'이나 '협착증풍선확장술'을 통해 병증을 치료할 수 있다.

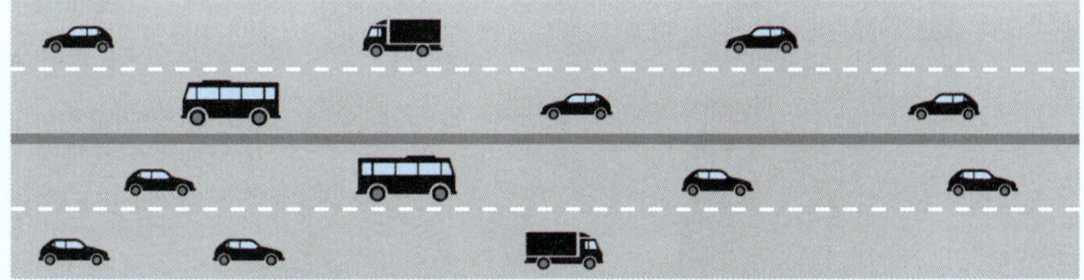

앞의 단계별 치료에도 불구하고 증상의 호전을 보이지 않는 환자나, 병증이 많이 진행된 환자에게는 고속도로의 중앙분리대와 같은 역할을 해줄 수 있는 '일측성미세현미경수술'을 하여 막히고 좁아진 척추관을 고속도로와 같이 원활하고 빠른 도로로 만들어 치료할 수 있다.

5

풍선을 부풀려 치료하는
척추협착증풍선확장술

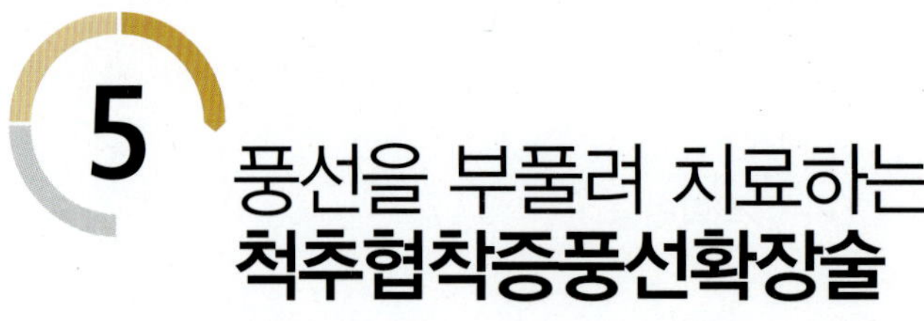

척추관협착증은 척추 부위의 신경 다발이 지나가는 통로(추간판)가 좁아지면서 신경을 압박하고, 혈류 장애를 불러와 허리 및 엉덩이 통증은 물론 허벅지와 종아리에 저림 증상

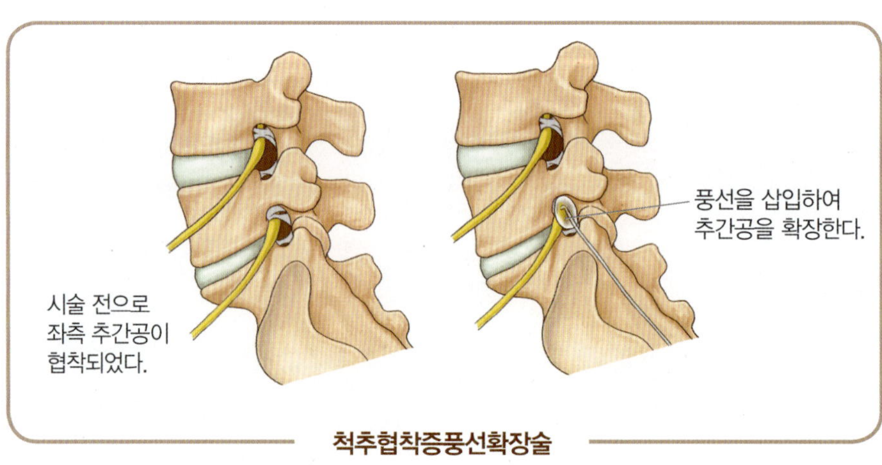

척추협착증풍선확장술

이나 통증이 발생하는 척추질환이다. 척추협착증풍선확장술은 이렇게 좁아진 통로를 치료하는 시술법으로, 특수 관(카테터)을 넣어서 좁아진 신경 통로를 뚫은 다음 풍선을 부풀려 공간을 넓혀 신경 통로를 확장하는 시술법이다. 그동안 혈관 계통의 협착증에 널리 사용되던 풍선확장술을 척추질환에 적용함으로써 척추의 협착증도 완화시킬 수 있게 되었다.

풍선을 이용하는 새로운 치료법

척추협착증풍선확장술은 난치성 척추협착증 환자의 만성 통증을 감소시키고 기능을 개선하는 효과가 있다. 기존의 신경주사요법과 신경차단

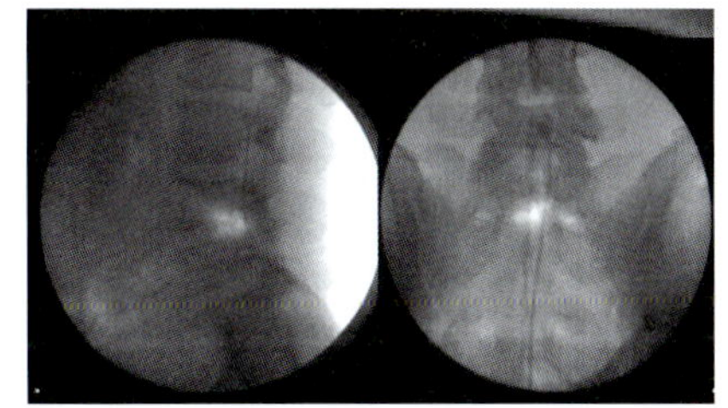

▶경막외강에서 풍선을 확장하고 있는 모습.

술 등으로는 치료 효과가 없거나 1개월 이상 증상의 개선이 없는 환자들에게 효과적이다.

척추협착증풍선확장술은 물리적 유착 제거가 가능하며, 카테터 말단의 풍선을 확장함으로써 유착 부위를 한 번 더 광범위하게 제거하고 공간까지 넓히는 효과가 있다. 다시 말해, 좀 더 안전하고 효과적으로 신경 유착 증상을 해결할 수 있는 시술이다.

시술 시간이 짧고 국소마취로 이루어지기 때문에 고혈압이나 당뇨, 심장병, 골다공증, 간질환, 심장질환 같은 내과적인 만성질환을 가지고 있는 환자들도 시술을 받는 데 부담이 없다. 당일 시술로 치료가 이루어져 시술 후 빠르게 사회에 복귀할 수 있다.

이 시술법은 서울아산병원에서 최초로 개발한 시술 방법으로, 보건복지부에서 안전성과 유효성을 인정하여 신의료 기술로 고시했다(자료 제공 : 서울아산병원).

장점

- 풍선에 의한 효과적인 유착 제거 및 추간공 협착 완화가 가능하다.
- 물리적 유착 제거가 가능하며, 카테터 말단의 풍선을 확장하여 유착 부위를 한 번 더 광범위하게 제거하고 공간까지 넓히는 효과가 있다.
- 필요시 내시경 사용이 가능하고, 안전하고 효과적으로 신경 유착 증상을 해결할 수 있다.
- 전신 마취가 필요 없고 시술 시간이 짧아 고혈압이나 당뇨 등 내과적인 만성질환을 가지고 있는 환자들도 시술을 받을 수 있다.

시술 대상

- 척추 수술 후 증후군이 나타난 환자

- 척추관협착증이나 추간판탈출증 환자

- 척추경막외강의 유착과 관련된 만성 요하지통 환자

- 엉덩이와 다리가 저리는 좌골신경통 환자

치료 후 달라진 모습

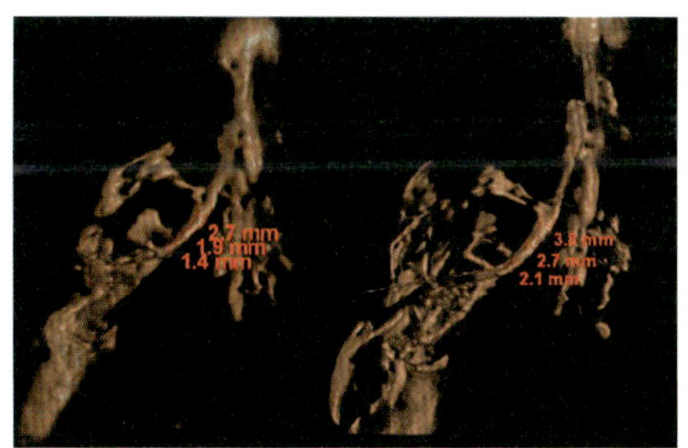

시술 전   **시술 후**

척추협착증풍선확장술에 의해 협착된 추간공의 여유 공간이 늘어난 증거. 시술 전후 추간공으로 조영제를 투여하고 확장 소견을 3차원적으로 재구성한 것이다. 풍선 확장에 의해 협착된 추간공의 공간도 시술 전에 비해 확장된 것을 확인할 수 있다.

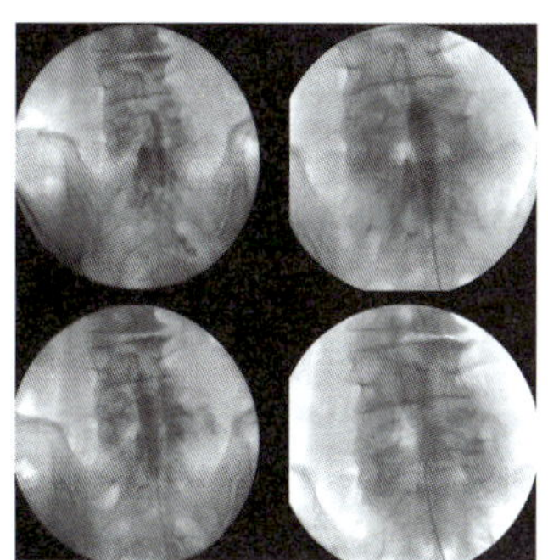

척추협착증풍선확장술 후 다리가 아프고 당기던 증상이 소실되었다.

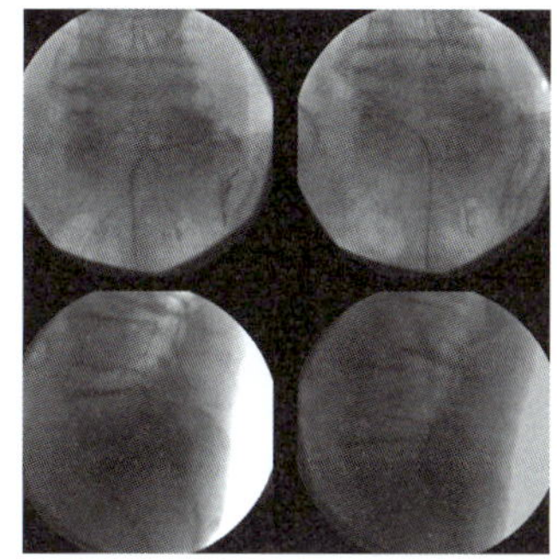

척추협착증풍선확장술 후 허리 통증, 마비되는 느낌, 저린 증상이 개선되어 문제없이 생활을 하고 있다.

6 흉터 없이 해결하는
경막외강유착박리술

경막외강유착박리술은 척추질환으로 통증을 느끼는 환자에게 국소마취를 한 뒤, 척추의 경막외강에 직경 1밀리미터 정도의 초소형 카테터를 삽입하고 병변 위치에 직접 약물을 주입해 염증이나 유착을 치료하는 방법이다. 이때 사용되는 카테터는 움직임이 미세한 특수 관으로 병변 부위를 정확하게 찾아내 시술을 하기 때문에 기존의 시술법보다 안전하고, 한 차원 더 발전한 신경성형술이라 할 수 있다.

이 시술의 핵심은 카테터와 특수 천자침관, 그리고 숙련된 전문의의 시술 능력에 있다. 수술을 거부하는 디스크 환자나 수술 후 치료가 되지 않은 통증증후군 환자의 경우에 탁월한 효과가 있다. 또한 급만성 추간판탈출증, 척추관협착증 등의 수술 전 통증 관리에도 활용될 것으로 여

겨진다. 이외에도 신경 압박 부위에 존재하는 염증에 약물을 주입, 염증 유발 물질을 차단함으로써 통증을 획기적으로 줄일 수 있을 것으로 기대 되고 있다. 이 시술의 장점은 흉터가 없다는 것과 큰 부담 없이 반복적으 로 시행할 수 있다는 것이다.

경막외강유착박리술은 시술 시간이 짧고, 시술 후 안정을 취하기에도 용이하다. 입원할 필요 없이 외래 치료가 가능하며, 시술 후 통증이 거의 없어 일상생활로 복귀가 빠르다는 장점이 있다. 숙련된 시술자에 의해 행해지면 합병증이나 부작용이 거의 없는 안전한 시술법으로 평가받고 있다.

고혈압이나 당뇨병, 심장병 등 만성질환자들에게도 적용 가능하다는 장점이 있으며, 미국 FDA 승인을 받은 시술법으로 미국과 유럽에서 현 재 연간 150만 명 이상의 환자가 이 시술을 받고 있다. 만성 허리 통증이 나 급성 추간판탈출증으로 인해 추간판 주변에 염증이 심해진 경우나 수 술 후 신경 유착이 생겼을 때 효과적이다.

탁월한 통증 감소 효과

경막외강유착박리술은 1밀리미터밖에 되지 않는 카테터를 이용해 신 경에 유착된 조직을 떼어내 공간을 만들고, 진통 및 염증 억제 효과가 있는 약물을 주입해 통증을 억제하고 혈액순환을 촉진시킨다. 이 시술법이 일반적인 신경주사와 다른 점은 신경에 유착된 조직을 떼어냄으로써 약물이 보다 광범위하게 퍼져 염증을 가라앉히고 유착 재발을 방지하므로 근본적인 치료 효과를 기대할 수 있다는 점이다. 실제로 수술 없이 약물만으로 척추질환을 치료하는 대부분의 환자들이 이 시술로 통증에서 해방되었다. 이외에 척추 수술을 받은 환자 가운데 통증이 지속되는 환자에게도 매우 효과적이다.

이 시술법에 사용되는 약물은 염증을 완화시키는 신경이완제 희석액, 척수와 척추관의 유착을 분리하는 히알우로니다아제(히알루론산 분해 효소) 등이며, 삼투압 원리에 따라 척추관 내 염증 물질이 배출될 수 있도록 고농도의 식염수를 여러 번 주입한다. 이 밖에 염증과 부종을 없애고 흉터를 제거하는 작업도 함께 이루어진다.

장점

- 시술 후 1~2시간 안정을 취한 뒤 일상생활로 복귀가 가능하다.
- 1밀리미터의 관을 통해 통증의 원인을 직접 제거하므로 정상 조직의 손상이 거의 없다.
- 국소마취로 이루어져 전신 마취에 대한 부담이 없다.
- 수술에 대한 두려움이 있는 환자에게 적합하다.
- 만성적인 요통 환자, 디스크 질환, 척추관협착증 환자 등에게 효과

적이다.

- 수술 후 재발되었거나 통증이 남아 있는 환자에게 효과적이다.

시술 대상

- 척추관협착증 환자

- 척추압박골절 환자

- 퇴행성 척추질환 환자

- 추간판탈출증 환자

- 척추 수술 후 통증증후군 환자

- 교통사고로 인한 신경 손상 후 통증이 생긴 환자

치료 방법

방사선 영상 장치를 주시하면서 주삿바늘이 달린 카테터를 통증의 원인이 되는 부위에 삽입하여 고정시킨 후, 3회에 걸쳐 고농도 식염수 등 약물을 주입해 통증을 유발하는 염증과 부종, 흉터 등을 없앤다. 시술 시간이 20분 정도에 불과한 것이 가장 큰 장점으로, 환자들의 부담감은 줄이고 편의성은 크게 높인 시술이다.

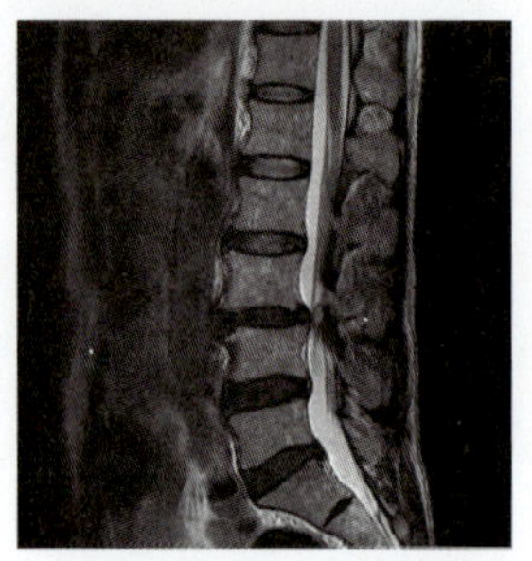

▶다발성 척추관 협착 및 추간판탈출증 증상이 관찰된다.

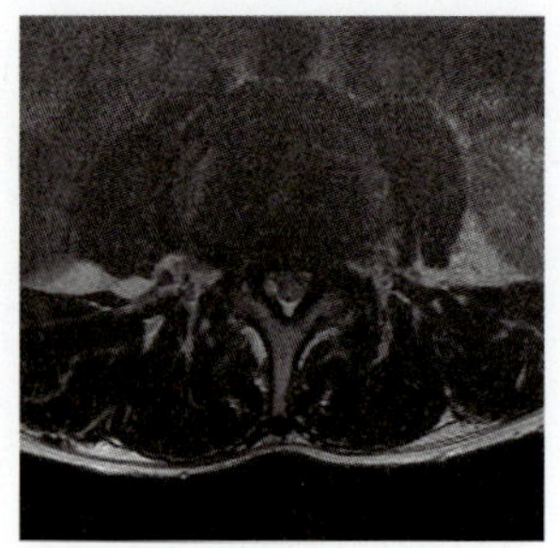

▶신경이 압박을 받아 부종이 심화되었다.

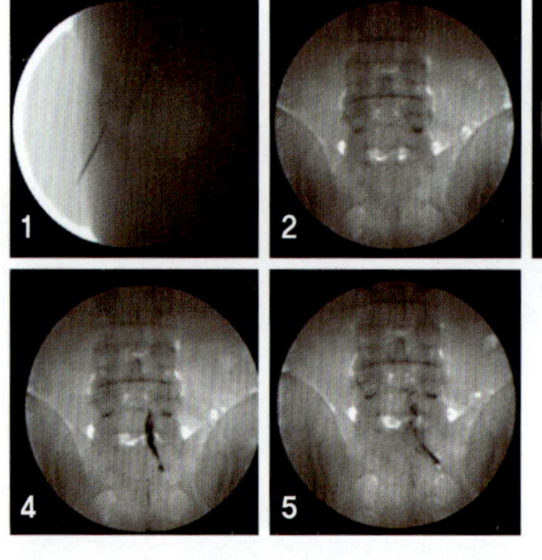

시술 과정

1 꼬리뼈에 카테터를 삽입한다.

2+3 병변 부위에 조영제를 투여한다.

4+5 척추관 주변에 약물을 투입해 염증 및 유착을 제거한다.

목 유착박리술

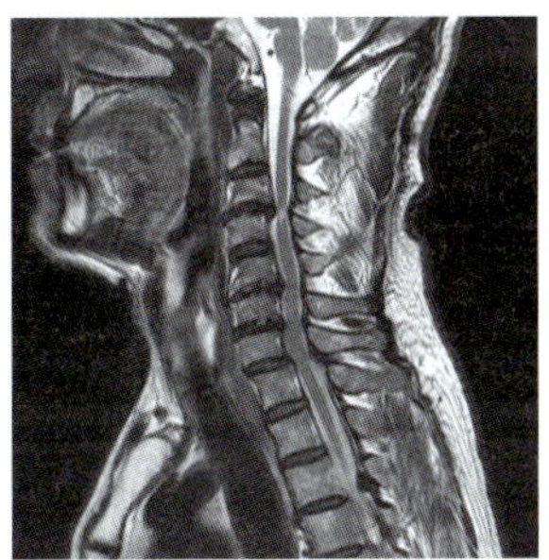

▶경추에 다발성 디스크 및 협착증이 발생하였다.

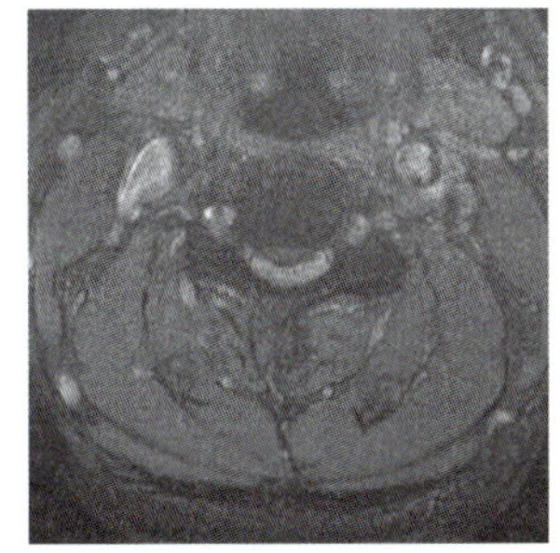

▶신경관 주변의 염증 및 유착이 심화되었다.

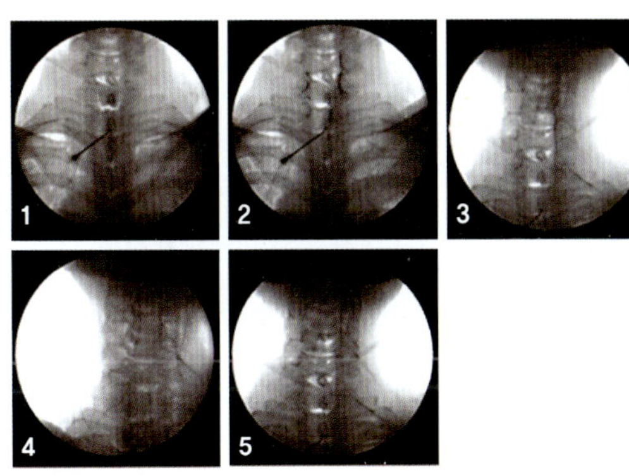

시술 과정

1+2 경추 7번, 흉추 1번 사이에 카테터를 삽입한다.

3 삽입된 카테터에 조영제를 투여한다.

4+5 척추관 주변에 염증 및 유착 제거를 위한 약물을 투입한다.

그 밖의 다양한
비수술적 치료법

'허리디스크는 노인성 질환이다'라는 인식이 깨지고 있다. 젊은층은 물론 성장기 청소년에게도 척추질환이 빈번하게 발생하고 있기 때문이다. 심지어 척추의 잦은 사용으로 인해 발병하는 퇴행성 질환까지도 연령층이 점차 낮아지고 있는 추세다.

이런 현실에서 비교적 안전하고 효과도 좋은 비수술적 치료법이 발전하고 있는 것은 반가운 소식이 아닐 수 없다. 앞서 소개한 플라즈마수핵감압술, 경막외내시경레이저시술, 척추협착증풍선확장술, 경막외강유착박리술 외에 다른 비수술적 치료법들을 소개한다.

프롤로테라피

　프롤로테라피 치료법은 '인대 강화 치료'라고도 불리는 통증 치료법이다. 척추 부위의 손상된 인대와 힘줄에 삼투압이 높은 물질을 주사해 약해진 인대와 힘줄을 튼튼하게 만드는 시술법으로, 미국을 비롯한 선진국에서는 10여 년 전부터 사용되고 있다.

　일반적인 관절주사와 달리 약해진 조직에 고농도(15~20%)의 포도당을 주입해 조직의 재생을 촉진시키는 방법으로 성공률이 80퍼센트에 달한다. 초음파 영상을 보면서 통증을 일으키는 부위에 정확하게 주사하기 때문에 효과가 좋다. 척추 주변 조직을 직접적으로 자극해 척추를 유연하고 튼튼하게 하는 근본적인 치료법이다.

　만성적인 허리 및 골반 통증 환자, 허리나 목 수술 후 인대가 약해져 통증이 지속되는 환자, 만성적인 관절 통증 환자, 어깨나 발목 등의 인대 손상 환자, 출산 후 골반에 통증을 느끼는 환자, 운동으로 인한 손상 후 만성 통증이 있는 환자에게 권한다.

　프롤로테라피의 가장 큰 특징은 인체에 무해한 물질을 사용하므로 부작용이 거의 없다는 것이다. 신체의 자연적인 반응을 일으켜 재생을 유도하기 때문이다. 입원이나 마취가 필요 없고 주삿바늘 자국 외에는 피부에 시술 흔적도 남지 않기 때문에 환자가 느끼는 부담도 적다. 주로 만성 통증으로 고생하는 환자에게 통증을 완화시킬 목적으로 활용된다.

하지만 단점도 있다. 한 번 손상된 인대는 재생에 시간이 비교적 오래 걸리기 때문에 시술이 단 한 번으로 끝나지 않는다는 점이다. 따라서 지속적으로 시술을 받아야 효과를 높일 수 있다. 약물을 주입하는 것이어서 개인에 따라 부작용이 생길 우려가 있으며, 치료 기간 중에 통증이 일어날 수 있다.

또한 시술을 받은 후에는 금연하는 게 좋다. 인대가 늘어날 때 필요한 콜라겐을 생성하려면 체내에 비타민 C가 필요한데, 흡연은 비타민 C를 파괴해 체내 콜라겐 형성을 어렵게 하기 때문이다.

FIMS 요법(기능적 근육 내 자극 요법)

허리 통증의 원인은 추간판의 탈출이나 척추관협착증이 될 수도 있지만, 신경의 부종이나 염증, 신경 유착 등에 의해서도 발생할 수 있다. FIMS 요법은 신경이나 관절의 유착 및 염증을 효과적으로 다스리는 방법으로, 컴퓨터(C-arm)로 척추 근육의 심부 및 어깨관절의 염증 부위를 촬영하면서 특수 바늘로 자극해 치료한다. 추간판탈출증의 경우에는 좁아진 추간판 사이의 간격을 넓히고, 황색 인대와 신경 사이의 유착을 박리하며, 특수 바늘로 직접 디스크와 신경 사이를 떼어내는 방법을 사용한다.

경막외내시경레이저시술은 척추관 내부에서 신경의 유착을 박리하지만, FIMS 요법은 척추관 외부에서 추간판 협착을 치료한다는 차이가 있다.

IMS 요법(근육 내 자극 요법)

1983년 워싱턴 의대 찬 군(Chan Gunn) 박사에 의해 개발된 근육 내 자극 요법은 수축되고 경직된 근육을 바늘로 자극해 이완시키는 시술법이다. 사실 통증은 우리 몸의 경보 체계라고 할 수 있다. 몸의 상태가 잘못되고 있음을 미리 알려주는 역할을 하기 때문이다. 그런데 이런 통증을 인지하는 신경이 간혹 오작동을 하는 경우가 있다. 신경이 오랫동안 손상되었기 때문인데, IMS 요법은 이런 경우에 통증을 줄이는 방법으로 사용된다.

바늘을 찔러 넣는 순간 근육이 이 바늘을 꽉 조이는데, 이런 자극을 통해 근육을 부드럽게 이완시키면서 통증을 사라지게 한다.

척추압박골절 치료

최근 급증하는 노인 인구로 낙상에 의한 척추압박골절이 아주 흔해졌다. 척추압박골절은 골다공증 등으로 골밀도가 저하되어 약화된 뼈가 압박으로 금이 가거나 부서지는 질환이다. 뼈가 약한 노인이 미끄러지면서 엉덩방아를 찧는 경우나 넘어지는 경우 주로 발생한다.

일단 척추가 골절되면 꼼짝하지 못할 정도로 매우 심한 요통이 발생하며 깊이 숨 쉬기도 힘들어진다. 장기간 누워서 침상 안정을 해야 하기에 여러 합병증이 유발되기도 한다.

척추압박골절은 저하된 골밀도를 원래 상태로 되돌려주는 치료를 한다. 가느다란 주삿바늘을 이용해 금이 간 부위에 골시멘트를 넣거나 압박 정도가 심하면 특수 풍선을 삽입하여 뼈를 복원시킨다. 뼈 사이사이에 골시멘트를 주입해 추가 골절을 막는 방법도 있다. 골시멘트는 주입한 후 2~3시간 정도 안정을 취하면 시멘트가 굳어 곧바로 보행이 가능하다.

척추압박골절 치료 후에는 골다공증에 대한 관리가 필요하다. 골다공증은 한 번 시작되면 단기간 완치가 쉽지 않기 때문에 꾸준하게 골밀도를 높이고자 노력해야 한다.

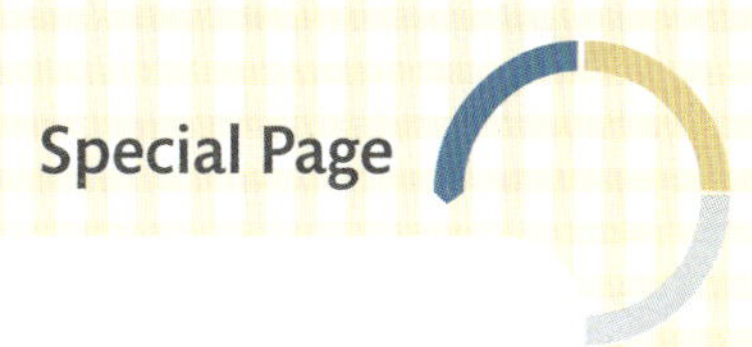

척추질환에 사용되는 수술적 치료법

미세현미경추간판제거술

컴퓨터로 프로그래밍된 미세한 레이저나 고주파 열을 통해 탈출한 추간판 수핵을 제거하고 정상적 추간판 수핵은 보존하는 방법이다. 국소마취 후 허리의 피부를 1.5~2센티미터로 최소한 절개하여 미세현미경이나 내시경을 이용해 수술한다. 수술 시간은 1~2시간 정도 소요되며, 수술 후 당일 퇴원이 가능하다. 근육의 손상이 거의 없어서 수술 후 허리 통증이 적고, 신경을 건드리지 않아 마비의 위험성도 적다.

이 경우 파열되고 기능을 잃은 수핵은 뿌리 부분까지 충분히 제거해야만 수술 후 허리 통증을 최소화하면서 재발률을 줄일 수 있다.

척추 불안정과 같은 후유증이 거의 없으며, 수술 시간이 짧아 노약자에게도 안전하다. 최소한의 피부 절개만으로 수술이 가능하므로 출혈이나 흉터 걱정 없이 치료를 받을 수 있다. 입원 기간이 짧아 경비와 시간이 절감되는 것이 장점이다.

수술 후 관리법

수술 후에는 4주간 허리 보조기를 착용해야 한다. 눕거나 취침 시에는 착용할 필요가 없으며, 운동 시 통증이 느껴지지 않는다면 보조기 착용 횟수를 줄인다. 수술 후 90일 이상 착용하지 않는다. 가벼운 샤워는 실밥 제거 후 다음날부터 할 수 있으며, 전신욕은 실밥을 제거한 날로부터 1주일 후 가능하다. 수술 후 6주부터 앉아서 생활하는 시간을 점점 늘린다. 가급적 30분 이상 앉아 있지 않아야 하며, 머리를 감을 때는 꼭 일어서서 감는다.

일측성미세현미경신경감압술

일반적으로 척추관협착증은 신경이 지나가는 통로인 척추관이 좁아져서 생긴다. 나이가 들고 척추가 노화함에 따라 척추뼈 마디가 굵어지고 뼈와 뼈 사이에 있는 인대도 두꺼워지며, 척추관이 좁아져 다리로 내려가는 신경을 압박하기 때문에 통증이 발생하는 것이다.

일측성미세현미경신경감압술은 이처럼 좁아진 척추관을 완벽하게 확장하는 수술법이다. 기존의 협착증 수술 방법과 달리 측면에서 접근하여 후관절 손상을 최소화하고 척추의 가시돌기, 가시끝 인대, 가시 사이 인대, 반대편 후관절 등을 본래대로 보존해준다는 것이 장점이다.

미세현미경으로 수술 부위를 확대해 주시하면서 혈관을 조이고 있는 척추관절의 일부와 고리판의 일부, 그리고 황색 인대를 반대편까지 제거하여 좁아진 척추관을 충분히 넓혀주는 방식으로 진행한다. 척추관협착증 환자에게 이 수술법을 시행하면 95퍼센트의 환자가 다리의 통증이 없어져 오래 잘 걸을 수 있다. 수술 후 요통이 좋아질 확률도 70퍼센트에 달한다.

수술 후 관리법

수술 당일은 2시간 정도 침대에서 안정을 취하고, 마취가 깨면 보행한다. 일시적으로 저린 느낌이 나고 감각의 약화가 있을 수 있으나 시간이 지나면서 점차 호전된다. 수술 후 1~4주간은 무거운 물건을 들거나 장시간 운전, 무리한 운동은 삼가는 것이 좋으며, 올바른 자세를 유지하도록 노력해야 한다. 한 달 후부터 허리 근력 강화 운동인 걷기, 수영, 자전거 타기 등으로 관절의 퇴행 변화를 최소화하고, 재발 방지를 위한 관리를 시작한다.

척추유합술

'척추 수술의 꽃'이라 불리는 척추유합술은 척추 수술 중 가장 널리 이용되고 있는 검증된 수술법이다. 척추는 각각의 마디가 서로 연결되어 있는 구조로, 이 연결 마디가 약해지면서 생기는 것이 추간판탈출증, 척추전방전위증 등이다. 척추유합술은 고장난 척추의 마디와 마디를 연결해 하나로 고정하는 것이다. 병든 척추를 단단히 고정하기 위해서 정확한 기구 고정과 세밀한 뼈 이식 등 고도의 시술 기법이 필요하며, 시술자에게는 많은 경험이 요구된다. 척추유합술에는 후방유합술과 전방유합술이 있다.

후방유합술

척추불안정증을 동반한 중증의 척추협착증이나 척추전방전위증 등 광범위한 신경 감압이 불가피한 경우에 택한다. 이 수술은 후궁 및 후관절을 절제해 신경의 압력을 줄일 수 있을 뿐 아니라 고정술 시 변형된 척추의 배열을 효과적으로 정상화시킬 수 있어 오랜 기간 그 유용성이 입증되었다. 수술 시 얻은 자가뼈와 인공디스크 고정물(케이지)을 요추체 간에 삽입, 장기적으로 요추의 유합을 유도함으로써 수술 부위의 재발을 종식시키는 수술법이다.

전방유합술

복부 중앙, 또는 측면 부위를 통해 내려앉은 추간판을 높이면서 유합 촉진 물질을 함유한 인공디스크 고정물을 삽입하는 수술이다. 이 수술은 전방에서 근육이나 인대 등의 연부조직 손상 없이 요추제 간의 병변에 직접 접근해 척추관과 신경공을 간접적으로 넓히는 수술로, 출혈이 거의 없으며 뼈의 유합이 높다는 장점이 있다. 주로 후방유합술이 용이하지 않거나 효과적이지 않은 경우 선택적으로 사용된다.

신경 손상이 없고, 연부 근육이나 인대 조직, 뼈 조직 등을 최대한 보존한다. 수술 후 통증이 적고 회복이 빠르며, 신경 유착이 없다. 척추의 만곡을 정상화하고 변형을 교정하는 데 용이하다.

인공디스크 치환술

심한 요통을 일으키는 퇴행성 디스크 질환 때문에 망가진 추간판을 제거하고 인체의 추간판과 거의 유사한 인공디스크를 삽입하는 시술이다.

1980년대부터 유럽에서는 척추유합술의 단점을 보완하고자 인공디스크 관절을 개발했다. 현재 10년 이상의 추적조사 결과를 보유하면서 임상에 이용되고 있는 제품으로는 ProDisc와 SB Link를 들 수 있다. 보존적 치료에 반응이 없고 허리 통증을 호소하는 퇴행성 디스크 환자에게 많이 적용되고 있다.

목디스크 치료에도 다양한 인공디스크 제품들이 목의 운동 능력을 보존하고 인접한 관절의 악화를 방지하기 위해 사용되어 좋은 결과를 얻고 있다.

인공디스크는 인체의 추간판의 움직임과 거의 유사해 척추의 운동성을 유지해주며, 이를 통해 주위에 있는 추간판이 다시 망가지게 되는 것을 방지한다. 수술 시 근육 및 뼈의 손상이 적어 수술 후 환자의 통증이 적고, 수술 후 5일이 지나면 퇴원이 가능하다.

수술 후 관리법

허리 인공디스크 수술 후	목 인공디스크 수술 후
• **수술 후 다음날_** 침상 옆에 서기가 가능하다. 30cm 또는 30도 정도의 높이로 다리 들기 5회 실시한다(시간이 지나면서 각도와 높이를 높인다). 수술 후 3일 동안 침상 안정 후 서서 걷도록 노력한다. 20분 이내로 앉고, 그 이후는 선다. 2주 동안은 가능한 한 서서히 움직이며, 누워 지내는 기간은 2주 정도면 충분하다. • **1주_** 보조기를 착용하고 활동을 시작할 수 있다. • **2주_** 가벼운 스트레칭을 시작한다. • **3주_** 짧은 거리 운전이 가능하다. • **4주_** 본격적인 허리 스트레칭을 시작한다. 척추 운동 기구인 메덱스를 이용하여 운동한다. • **6주_** 육체적인 노동이 가능하다.	• 침상 수술 후 2~3주간 간편한 목 보조기를 착용한다. 누워 있거나 취침 시에는 착용할 필요가 없다. • 샤워는 실밥 제거 후 다음날부터 가볍게 할 수 있으며 전신욕은 실밥을 제거한 날로부터 1주일 후 가능하다. • 머리를 감을 때는 꼭 일어서서 감는다.

척추질환을 고치고 재발을 방지하기 위해서는

몸에 밴 나쁜 습관과 잘못된 자세를 바로잡는 것이 가장 중요하다.

또한 몸이 피로하지 않도록 자기 관리를 잘하는 것도

척추 건강을 지키는 데 꼭 필요하다.

꼭 알아야 할 척추질환 치료 후 관리법

1 언제나 곧고 바른 자세를 유지하라

척추질환의 치료란 통증의 원인을 제거하고, 병증을 일으키는 부분을 낫게 하는 것이다. 하지만 치료를 끝냈다고 해서 건강을 저절로 되찾는 것은 아니다. 어느 병증이든 마찬가지이겠지만, 그중에서도 특히 척추질환은 치료 후 관리가 치료만큼이나 중요하기 때문이다.

'척추질환 치료의 끝은 수술을 끝내고 퇴원하는 순간이 아니라 별 탈 없이 일상생활로 복귀하는 순간이다'라는 말이 있다. 치료가 성공적으로 끝났어도 사후 관리를 소홀이 한다면 그 결과를 예측하기 힘들다는 이야기이다.

시술 후에는 바른 자세가 필수

척추질환의 발병은 평상시 생활습관이 가장 큰 영향을 미친다. 아무리 좋은 치료를 받는다 해도 자신의 평소 생활습관을 바꾸지 않는다면, 치료는 큰 의미가 없다. 재발할 확률이 너무 높기 때문이다.

일단 바르게 걷는 것이 중요하다. 허리와 등, 가슴을 펴고, 눈높이에서 10도 정도 턱을 당기는 느낌으로 정면을 바라보며 걸어야 한다. 몸의 중심은 항상 바닥과 수직이 되게 하고, 어깨와 등은 바로 세우는 것이 좋다. 가장 중요한 것은 발뒤꿈치가 먼저 지면에 닿게 걷는 것이다. 엉덩이는 좌우로 흔들지 말고, 의식적으로 코로 복식호흡을 하며 걷는 것이 좋다.

잘 때는 베개를 이용해 자세를 바로잡아준다. 반듯이 누워 잘 경우에는 다리 밑에 베개를 놓아서 허리에 무리가 덜 가게 하는 것이 좋다. 이때 베개는 높지 않은 것을 선택한다. 옆으로 누워 잘 경우에는 다리 사이에 베개를 끼우고 아래쪽 다리는 펴고 위쪽 다리는 구부리는 자세를 취하는 것이 좋다.

회사원이나 학생들처럼 의자에 앉아 오랜 시간을 보내는 경우는 특히나 주의를 요한다. 한 자세를 오래 유지하는 것은 척추에 무리를 주므로 같은 자세로 1시간 이상 있지 않도록 한다. 장시간 앉아 있어야 하는 경우라면 50분에 한 번씩 경직된 척추를 부드럽게 풀어주는 가벼운 스트레

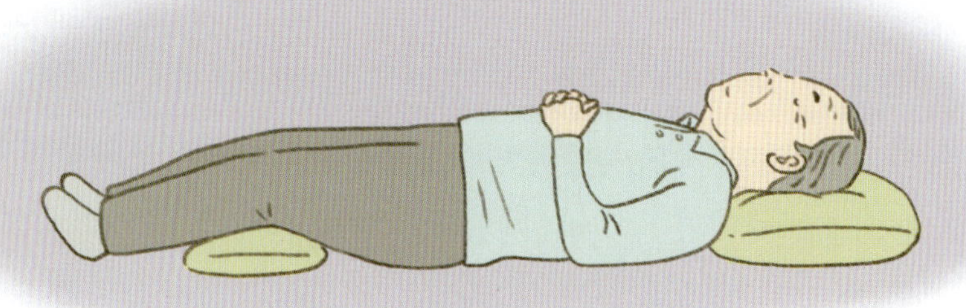

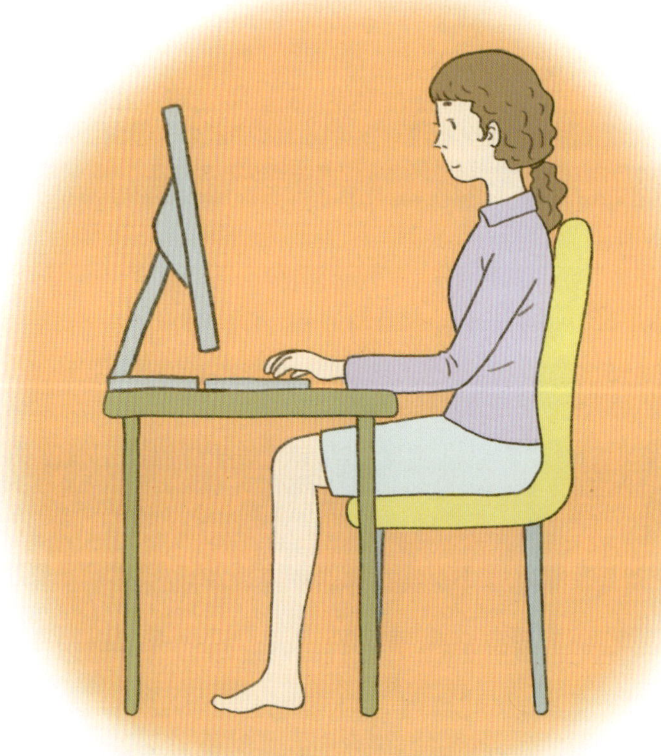

칭을 하는 것이 좋다.

의자는 등받이가 있는 약간 딱딱한 것이 좋다. 앉을 때는 엉덩이와 허리를 등받이에 밀착시키고, 무릎은 직각이 되도록 해야 한다. 이때 책상과 무릎 사이의 간격은 5센티미터가 적당하다.

목디스크도 잘못된 자세와 생활습관이 가장 큰 발병 원인이므로 치료 후에는 필수적으로 이를 개선해야 한다. 목디스크는 재발 확률이 특히 높고, 수술 이후 후유증 사례가 많은 질환이므로 꾸준한 관리가 더욱 요구된다.

반복되는 나쁜 습관은 이제 그만

일상생활에 만연해 있는 나쁜 자세만 고쳐도 척추 건강을 잘 지킬 수 있다. 구부정한 자세로 걷거나 앉아 있는 것, 의자 끝에 걸터앉아 있는 것, 다리를 꼬고 앉아 있는 것, 무거운 가방을 한쪽으로만 장시간 메는 것은 척추에 좋지 않다.

집안일을 할 때는 가급적 구부리는 자세를 피한다. 설거지나 다림질을 할 때는 발 받침대를 이용해 자신에게 맞게 높이를 조절한다. 장시간 서 있어야 할 때는 교대로 발을 올려놓고 일을 해야 허리에 무리가 없다. 다림질 같은 일은 선 자세로 구부려 하기보다는 의자에 앉아 하는 것이 좋으며, 틈틈이 스트레칭을 통해 허리의 긴장을 풀어주도록 한다. 허리가 아플 때는 허리를 굽혀 세수하는 것보다 샤워기를 이용하는 것이 좋다. 또한 오랜 시간 앉아서 일을 하다 갑자기 일어나면 허리에 무리를 주게 되므로 천천히 일어난다.

바닥에 앉을 때는 벽에 등을 기대고 앉는다. 가급적 한쪽 무릎을 세우거나 등을 대고 앉아 체중을 분산시킨다. 벽에 기대지 않거나 다리를 앞으로 쭉 뻗고 있으면 상체를 숙이게 되어 좋지 않다.

거북목증후군을 예방하기 위해서는 컴퓨터 모니터를 눈높이에 맞추고, 문서나 책을 읽을 때는 독서대를 사용해 목의 구부러짐을 방지하도록 한다. 특히 컴퓨터나 휴대전화 등을 이용할 때는 화면의 위치를 조정해 시선을 약 15도 정도로 유지하는 것이 좋다. 너무 과하게 목과 어깨를 마사지하는 것도 무리를 줄 수 있으므로 자제한다.

가장 명심해야 할 것은 같은 자세를 오래 유지하지 않는 것이다. 갑자기 허리를 과도하게 쓴다거나 감당하기 힘든 무거운 물건을 옮기는 행동도 삼가는 게 현명하다. 평소 꾸준한 스트레칭이나 걷기, 수영 등의 운동을 통해 허리 근육을 강화시키도록 한다.

척추질환 재발을 부르는 나쁜 자세와 생활습관

• 같은 자세로 오랫동안 책상에 앉아 있는 경우

• 장시간 같은 자세로 운전을 하는 경우

• 쪼그려 앉거나 등을 구부린 채로 장시간 가사 노동을 하는 경우

• 구부정한 자세로 컴퓨터 작업이나 책 읽기 등을 지속하는 경우

• 다리를 꼬고 앉거나 한쪽으로만 기대는 경우

2 체중 조절은
선택이 아닌 필수다

척추질환 치료 후 회복기에는 편안하게 누워 휴식을 취하는 시간이 많다 보니 체중이 금방 늘어나곤 한다. 이러한 체중 증가는 척추를 압박해 수술 부위에 손상을 주게 된다. 비만은 만병의 근원이 될 뿐만 아니라, 척추질환을 일으키는 주요 원인 가운데 하나이기도 하다.

특히 복부 비만은 피하 지방과 내장 지방을 증가시키는데, 내장 지방이 늘어나면 우리 몸의 장기를 담고 있는 복강 속의 압력이 높아져 척추뼈 사이의 추간판이 압박을 받게 된다. 이처럼 체중이 늘면 허리에 부담이 될 뿐 아니라, 척추와 주변 근육이 받는 하중도 커지므로 주의해야 한다. 실제로 비만인 사람은 그렇지 않은 사람에 비해 척추질환에 걸릴 확률이 15퍼센트나 높다.

복부 비만인 상태가 지속될수록 무게 중심도 점점 앞으로 쏠리게 되는데, 이렇게 되면 무거운 배 때문에 허리를 곧추세우는 것이 어려워진다. 걸을 때도 무게중심이 앞으로 쏠려 자연스럽게 상체를 뒤로 젖히게 되는데, 이 때문에 척추가 앞으로 나아가면서 활처럼 휘어지게 된다. 척추가 튼튼할 때는 휘어짐을 버틸 수 있지만, 그렇지 못하면 압력을 감당하지 못해 신경을 누르는 증세가 나타난다.

복부가 날씬할수록 무게 중심이 척추에 가까워져, 척추가 바르게 정렬되고 부담을 덜 줄 수 있다. 따라서 척추질환이 있는 환자라면 뱃살을 줄이는 것이 급선무다. 식이요법과 유산소 운동으로 뱃살을 빼면서 틈틈이 스트레칭으로 근육의 긴장을 풀어주고, 항상 바른 자세를 유지하도록 노력해야 한다.

척추 관리에 도움이 되는 운동과 식사

척추 건강을 위해 당장 체중을 줄이는 것도 중요하긴 하지만 몸에 무리가 가는 단식이나 과격한 운동으로 살을 빼겠다는 생각은 좋지 않다. 특히 골다공증에 쉽게 노출되는 50대 이상의 여성이라면 이런 방법은 더 곤란하다. 그렇지 않아도 호르몬의 변화로 골다공증이 심해졌는데 이를 악화시킬 수 있기 때문이다. 골다공증이 심해지면 작은 충격에도 쉽게 뼈가 골절되는 압박골절이 생길 위험이 높다. 척추질환을 피하려면 체중 조절이 필수지만, 환자가 고령일 경우에는 척추와 관절에 무리가 가지 않는 방법으로 식이요법과 운동량을 조절해야 한다. 척추질환자가 체중 조절 시 병행하면 좋은 운동은 빨리 걷기나 고정 자전거 타기와 같은, 허리 근육을 강화할 수 있는 운동이다.

수술 후에는 영양분을 골고루 섭취하고 규칙적인 식사를 하도록 한다. 특히 멸치, 우유, 두부와 같이 칼슘과 단백질이 풍부한 식품에, 비타민과 섬유질이 골고루 함유된 식단으로 식사하는 것이 좋다. 카페인이 많이 든 음식은 척추에서 칼슘이 빠져나가게 해 허리뼈를 약화시키고 요통을 발생시킬 수 있으므로 가급적 자제하는 것이 좋다. 알코올도 뼈 속의 칼슘을 빠져나가게 하고, 비타민 D의 대사를 방해하므로 허리가 회복되기 전까지는 가급적 술을 삼가는 게 좋다. 지방이 많은 음식은 피하고, 야식이나 폭식도 자제해 체중 관리에 각별히 신경을 쓴다.

3 운동으로
건강한 척추 만들기

시술을 했다고 해서 요통이 깨끗하게 사라지는 것은 아니다. 시술 후에도 통증이 느껴지는 이유는 척추질환으로 주변 근육의 근력이 약해져 있기 때문이다. 시술은 통증의 원인을 제거하는 방법일 뿐 약해진 근력까지 강화시키지는 않는다. 따라서 시술 후에는 허리 운동을 규칙적으로 꾸준히 해야 근육이 강화되어 요통을 줄일 수 있다.

아무리 배가 고파도 한꺼번에 음식을 너무 많이 먹으면 탈이 나게 마련이다. 운동이나 야외 활동 역시 마찬가지다. 척추질환을 치료한 뒤에는 척추를 건강하게 하기 위해 운동이 필수적이지만, 욕심이 지나쳐 과도하게 운동한다면 오히려 역효과를 낼 수 있다. 또한 아무리 좋은 운동이라도 꾸준히 할 수 없다면 건강에 도움이 되지 않는다.

운동은 시간이 날 때 틈틈이 하거나, 운동 시간을 정해놓고 해도 좋다. 운동은 일주일에 최소 3번 이상, 한 번에 15~30분 정도가 적당하며 하루 1시간 이상은 넘지 않는 것이 좋다. 시술 후에 하는 운동은 무리하면 오히려 해로울 수 있으므로 자신에게 맞는 운동을 찾아 차차 늘려가는 것이 좋다. 자신에게 맞는 운동을 선택하기 어려울 경우에는 반드시 전문가와 상담한 후 운동 종목이나 운동량을 선택하도록 한다.

걷기

걷기는 허리 건강에 좋은 유산소 운동으로 척추의 긴장을 풀어주고 몸 전체의 근육을 골고루 발달시킨다. 처음에는 가볍게 30분 정도 걷고 이후부터 시간을 매일 조금씩 늘려간다. 걷기를 할 때는 편한 신발과 복장을 갖추고 평지를 가볍게 걷는다. 걸을 때는 통증이 느껴지지 않는 범위 내에서 한다. 아픈 것을 참고 걷는 것은 치료에 도움이 되지 않는다.

등산

등산은 기본적으로 걷기를 바탕으로 하는 운동이다. 오래 걷기는 근육을 강화시키고 허리의 유연성을 증가시키는데, 특히 등산은 중력을 이기며 걷는 운동이라 하체가 튼튼해진다. 낮은 산을 오르는 것부터 시작하며 오르막길보다는 낙상을 하거나 발을 헛디뎌 척추에 충격이 가해질 수 있으므로 특히 주의한다.

자전거 타기

자전거 타기는 대표적인 유산소 운동으로 다리 근력과 허리 근력을 강화시키고 심폐 기능을 강화하는 데 도움이 된다. 자전거를 타기 전에는 스트레칭으로 충분히 몸을 풀고, 자전거 안장의 높이를 적당하게 조절해 척추관절에 부담을 덜 주도록 한다. 몸의 하부 근육을 발달시키는 대표적인 운동으로 외부보다는 실내에서 하는 고정 자전거를 이용하는 것이 더 안전하다.

수영

수영은 물이 몸을 떠받치기 때문에 허리에 부담이 덜 가고, 모든 관절과 근육을 움직이게 하므로 체중 감량과 다양한 부위의 근육 강화에 효과적인 운동이다. 1주에 2~3회, 한 번에 15~30분씩 하는 게 좋다. 수영을 하기 전에는 반드시 정해진 준비운동을 한다. 자유형과 배영이 무난하며, 평형과 접형은 허리의 움직임이 많은 영법이므로 삼가는 것이 좋다. 수영을 하지 않고 수영장 안에서 걷기 운동을 해도 좋다.

그 밖의 운동

에어로빅처럼 전신을 이용하는 운동도 좋은데, 자신의 상태를 알고 이에 맞게 운동 강도를 조절하는 것이 필수다. 재활을 위해 운동할 때는 몸싸움이 생길 수 있거나 허리를 무리하게 사용하는 운동은 피한다. 예를 들어 농구나 축구 같은 구기 종목은 몸싸움이 일어날 수 있고, 볼링은 볼 자체가 무거워 허리에 부담이 가므로 척추질환이 없는 일반인도 조심해야 하는 운동이다. 허리 회전을 요하는 골프는 되도록 자제하며, 테니스나 배드민턴 역시 허리에 무리가 갈 수 있으므로 조심한다.

과도한 운동은 오히려 해가 된다

등산은 가벼운 척추질환자에게 권장되는 운동이긴 하나, 자신의 건강 상태를 무시한 산행은 하지 않느니만 못하다. 등산을 할 때도 바른 자세가 요구되는데, 산을 오를 때는 상체를 약간 구부린 자세를 취하는 게 좋다. 허리 근육을 강화하고 혈액순환을 촉진해 요통을 예방하는 데 효과적이다. 특히 추간판탈출증 환자들은 가급적 등산을 자제해야 하는데, 통증을 줄이기 위해 자신도 모르게 허리를 뒤로 젖히는 자세를 취하면 추간판 신경을 더욱 압박해 통증이 악화될 수 있다. 따라서 등산을 하더라도 완만한 경사로를 따라 1~2시간 이내로 가볍게 걷는 것이 좋다.

척추질환에 가장 많이 노출되는 장년층 이상이 선호하는 여가활동 가운데 으뜸으로 손꼽히는 것이 바로 골프다. 골프는 무릎을 고정한 채 몸을 한쪽으로만 비트는 일방적인 운동이다 보니 당연히 척추에 많은 부담을 준다. 특히 볼을 멀리 날리기 위해 허리를 비트는 과정에서 허리에 체중의 8배가 넘는 힘이 가해지며, 아마추어일 때는 부상 확률이 더 커진다. 골프를 칠 때 적당히 구부리고, 젖히고, 비트는 동작은 척추를 튼튼하게 하지만 과도한 스윙은 척추를 아프게 한다.

건강하게 골프를 즐기기 위해선 운동 전에 체온을 높이고 운동 범위를 넓혀주는 준비운동이 반드시 필요하다. 또 하루에 할 수 있는 운동량을 정해 그만큼만 하는 절제력도 필요하다. 운동량 이상의 라운딩이나 연습은 근육과 척추에 이상 증세를 일으킬 수 있다. 골프에 모든 것을 건 프로 선수가 아니라면 요통을 참아가면서까지 골프를 칠 필요는 없지 않을까.

만일 요통이 느껴질 때는 치료를 통해 증상을 완화시키고, 어느 정도 휴지기를 가져 허리 근력과 유연성을 강화한 후에 다시 시작하도록 한다. 강조하건데 허리가 아플 때는 골프를 치지 않는 것이 정답이다.

4 척추 수술 후
꼭 필요한 생활 속 관리

수술 후 1개월까지는 수술 부위를 안정시키는 것이 무엇보다 중요하다. 따라서 무리한 운동보다는 가벼운 운동이 좋다. 수술 후에는 보조기를 착용하는데, 한 달 이상 착용하면 오히려 힘을 덜 받아 허리가 약해질 수 있으므로 착용 기간은 3주 정도가 적당하다.

수술 후 1개월부터는 서서히 운동을 시작해 허리의 유연성과 힘을 키우는 것이 좋다. 허리 근력을 강화시키는 스트레칭이나 아침저녁 30분 걷기 등으로 시작해 운동 강도를 서서히 높이는 것이 좋다. 이외에도 고정식 자전거 타기나 수영 같은 허리 근력 강화 운동을 하면 회복에 도움을 줄 수 있다.

보조기

주삿바늘을 사용하는 내시경 치료는 3주, 절개 수술의 경우는 6주, 척추뼈유합술의 경우는 3개월 동안 보조기를 착용한다. 눕거나 취침할 때, 샤워를 할 때는 보조기를 잠시 풀어도 괜찮다. 보조기의 사용 기간은 반드시 주치의와 상담해 결정하는 것이 바람직하다.

일상생활

가벼운 치료를 받은 뒤라면 운전과 같은 일상생활은 보조기를 착용한 상태로 해도 괜찮지만 내시경 치료나 척추성형술, 절개 수술 등을 받은 경우에는 상태에 따라 3~6주 후에 운전을 시작하는 게 좋다. 직장으로 복귀하더라도 무리해서는 안 되고, 재발의 위험을 최소화하기 위해 항상 안전에 유의한다.

침대 혹은 온돌 침대를 사용하는 환자의 회복률이 맨바닥에서 잠드는 환자보다 약 6배가량 높다고 한다. 하지만 지나치게 푹신한 침대에서는 몸이 일직선을 이루지 못하기 때문에 허리 근육에 무리를 주어 요통이 발생할 수 있다. 그러므로 체중을 완전히 받쳐줄 정도로 적당히 단단한 침대를 사용하도록 한다. 침대를 사용할 수 없다면 맨바닥에 그대로 눕기보다는 두께가 2~3센티미터 이상인 담요를 깔고 자는 것이 좋다.

척추 수술 후 꼭 지켜야 하는 것이 바로 금연이다. 흡연으로 인한 만성 기침은 복부 내의 압력과 추간판 내의 압력을 갑자기 증가시키는 원인이 된다. 또한 니코틴은 혈관을 수축시켜 활동이 많은 척추 주변부 조직의 혈액 공급량을 떨어뜨리기도 한다. 장기적으로 흡연은 허리 주변부의 근력을 약화시킬 뿐 아니라 지구력도 감소시켜 통증 대처를 어렵게 할 수 있다.

5. 허리 근력과 유연성을 높이는 척추 강화 운동

척추질환 시술 후 약해진 근력을 높이기 위해선 운동만큼 좋은 것이 없다. 꾸준한 운동은 척추 주변의 근육과 복근을 강화시키고 몸을 바르게 유지해주며, 요통도 줄인다.

운동 시간은 따로 정하지 말고 수시로 하고, 일주일에 최소 5번 이상은 해야 효과를 볼 수 있다. 1회에 15~30분이 적당하며 하루 1시간을 넘기지 않는 것이 좋다. 운동량은 수술의 경중에 따라, 통증의 정도에 따라 다르게 실행하여야 하며, 통증이 생기지 않고 몸에 무리가 가지 않는 느낌이 드는 상태까지 반복한다.

환자와 일반인이 모두 하면 좋은 척추 강화 운동 겸 스트레칭을 소개한다. 동작을 빨리 하면 척추 강화 및 유연성 운동이 되고, 동작을 천천히 5~7초간 하면 스트레칭이 된다.

고양이 등 모양 만들기

1 양손과 무릎을 바닥에 고정시킨 뒤 턱을 가슴 쪽으로 당기면서 등 전체를 아치형으로 쭉 들어 올린다.

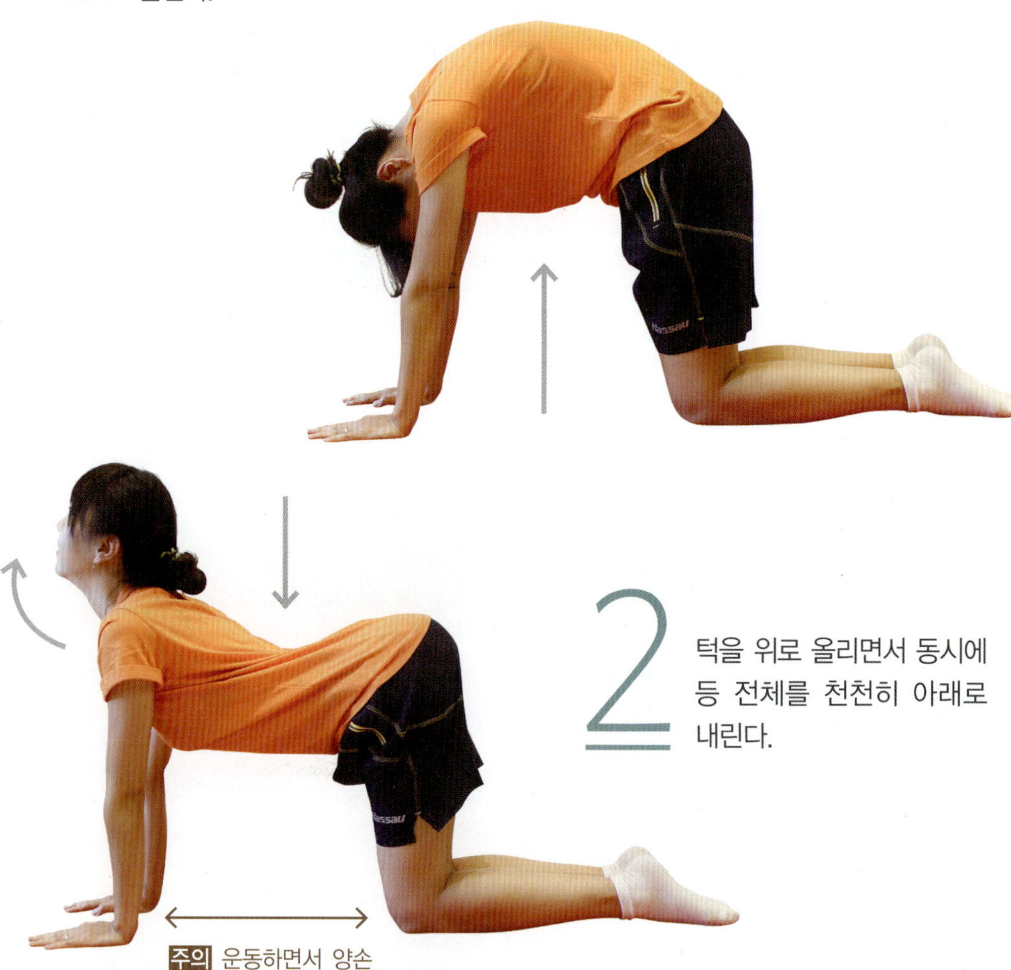

2 턱을 위로 올리면서 동시에 등 전체를 천천히 아래로 내린다.

주의 운동하면서 양손 과 무릎의 공간이 벌어 지지 않게 한다.

팔다리 교차시켜 중심 잡기

1 네발 기기 자세를 취
한다.

주의 팔다리를 천장 방향으로
솟구치게 들어 올리지 않고 앞
뒤로 쭉쭉 뻗어야 하며, 동작은
동시에 이루어져야 한다. 따로
따로 올라가고 내려오면 운동
효과가 거의 없다.

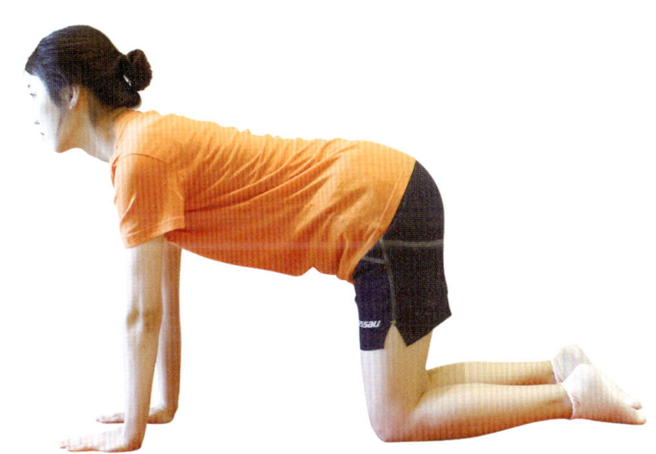

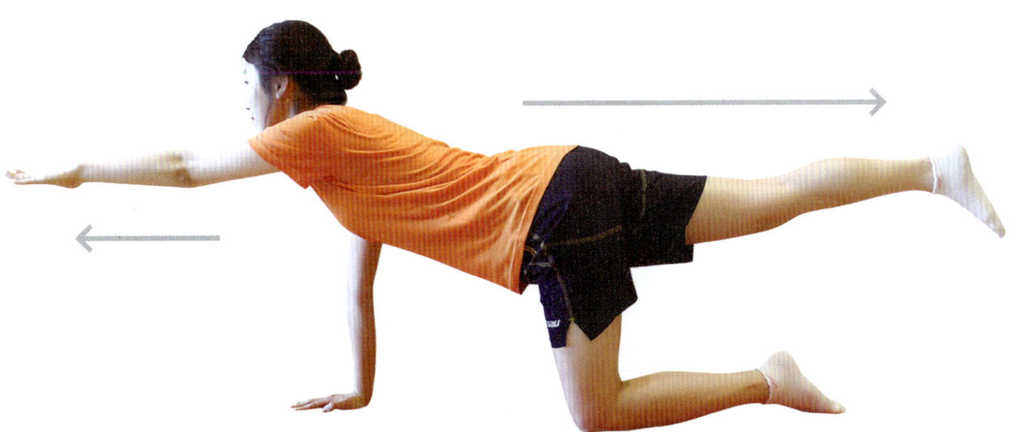

2 왼팔과 오른쪽 다리, 오른팔과 왼쪽 다리
를 교차시키면서 동시에 수평으로 들어
올려 균형을 잡는다. 반대쪽 팔과 다리도
같은 방법으로 실시한다.

스트레칭 겸 하체 강화 운동

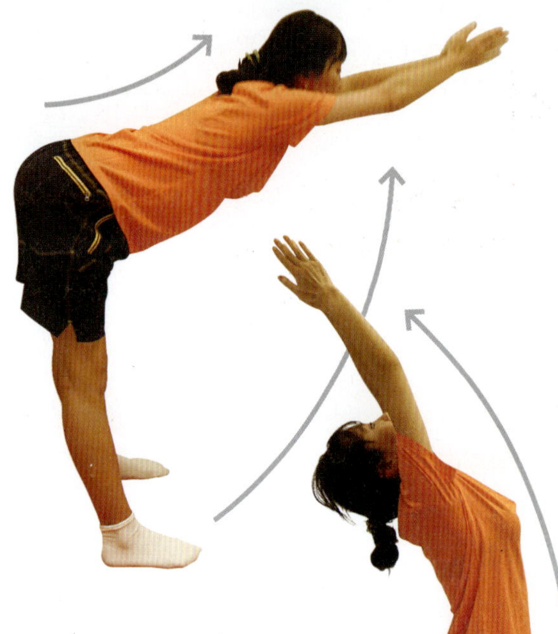

1 양발을 어깨 넓이만큼 벌린 다음 상체를 천천히 올리면서 허리를 쭉 늘려준다.

2 허리를 쭉 펴면서 양손을 위로 올린다.

주의 하체와 허리 근육으로 상체 무게를 버티면서 운동 겸 스트레칭이 가능한 동작이다. 구부정한 자세가 되지 않게 주의한다.

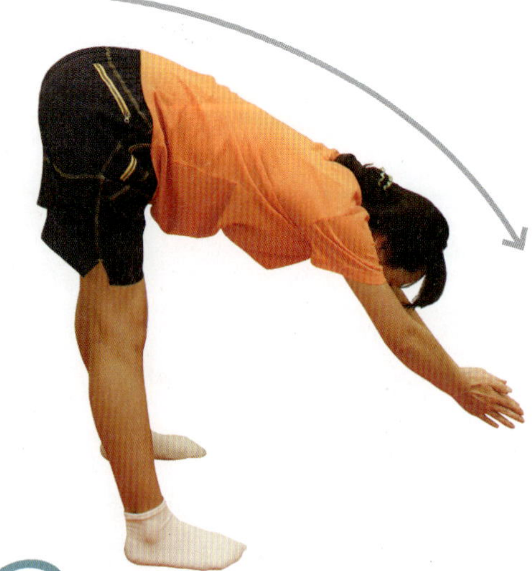

3 양손이 바닥에 닿지 않을 정도까지 상체를 숙인 후 동작을 유지한다.

4 아치형으로 다리(골반) 들어 올리기

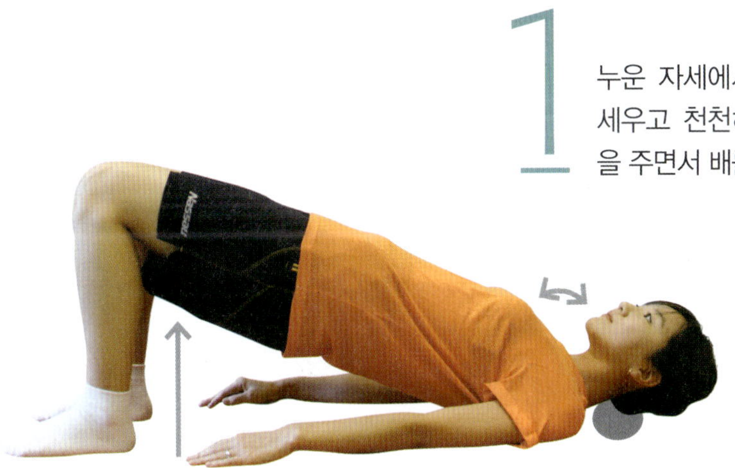

1 누운 자세에서 양쪽 무릎을 세우고 천천히 엉덩이에 힘을 주면서 배를 위로 올린다.

주의 이때 턱이 가슴에 붙으면 안 된다. 일자목을 유도할 수 있으므로 주의한다.

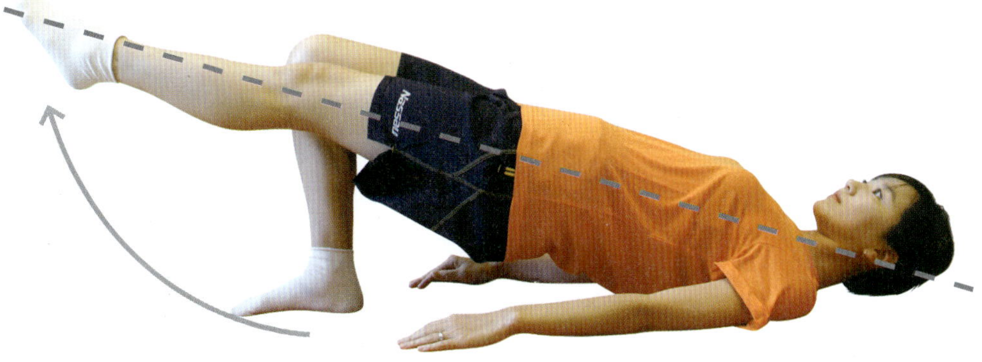

2 그 상태에서 한쪽 다리를 곧게 편다. 이때 발이 위로 들리지 않게 한다. 반대쪽 다리도 같은 방법으로 실시한다.

엎드려 상체 들어 올리기

1 엎드린 자세에서 양손을 등 뒤로 깍지 낀 채 쭉 편다.

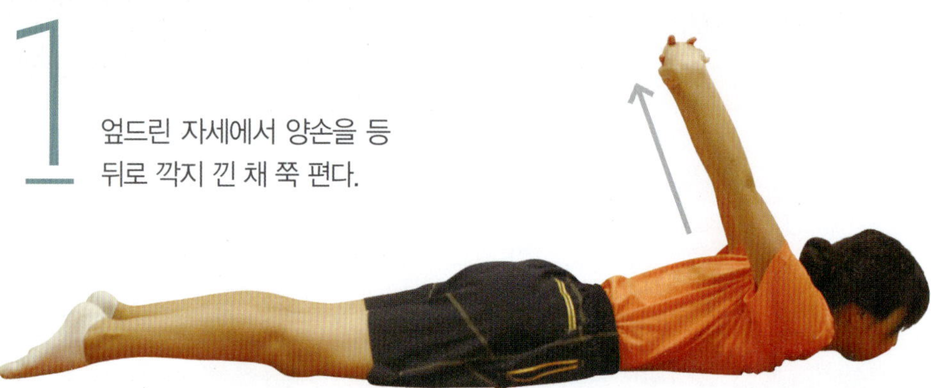

TIP. 손에 깍지를 끼지 않고 날개를 펼치듯이 뒤로 젖혀도 된다. 난이도를 높이고 싶다면, 이 동작에서 한쪽 다리를 동시에 들어 올린다.

2 배에 힘을 주면서 상반신을 들어 올린다.

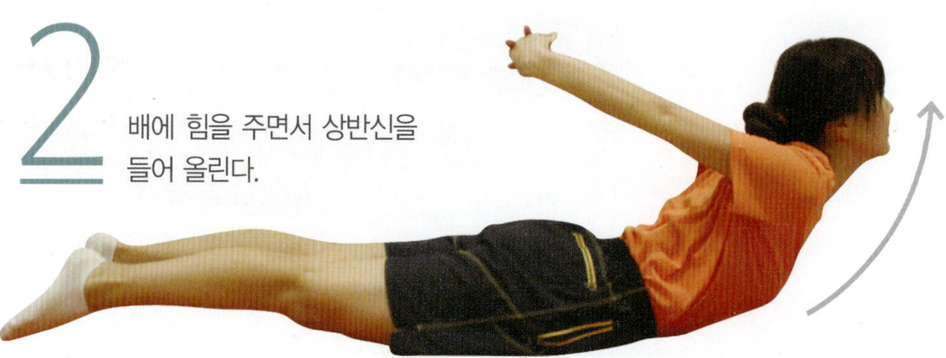

다리 들어 천천히 좌우로 흔들기

1 편안하게 누운 상태에서
다리를 10~15센티미터
정도로 들어 올린다.

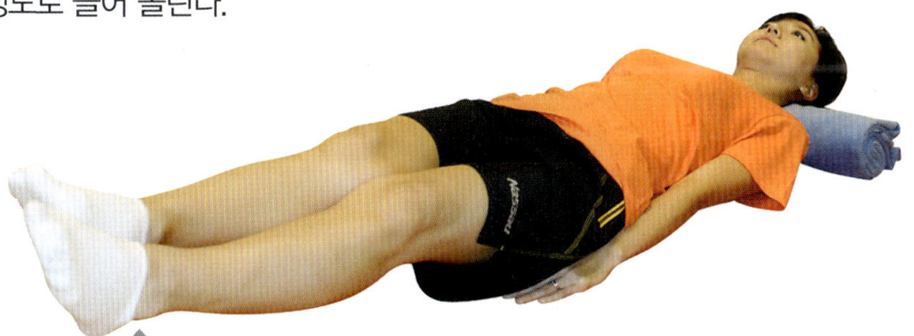

주의 바닥에서 약 10센티미터 정도만 들어 올려야
운동 효과가 있다. 이때 턱이 가슴에 닿으면 일자목
을 유도할 수 있으므로 붙지 않도록 신경 쓴다.

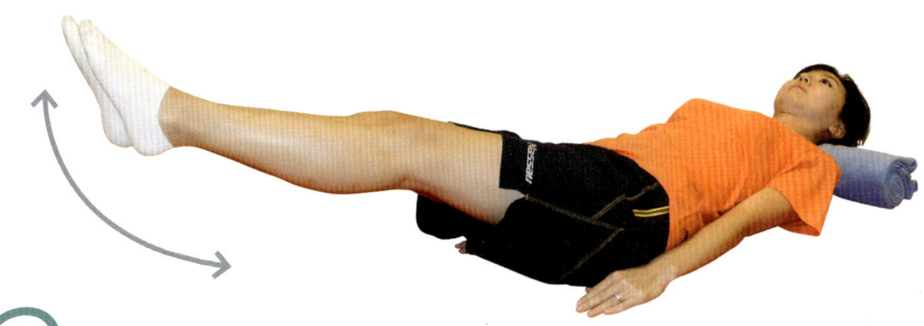

2 다리를 들어 올린 상태에서
낮게 타원을 그리며 좌우로
천천히 이동시킨다.

누워서 자전거 타기

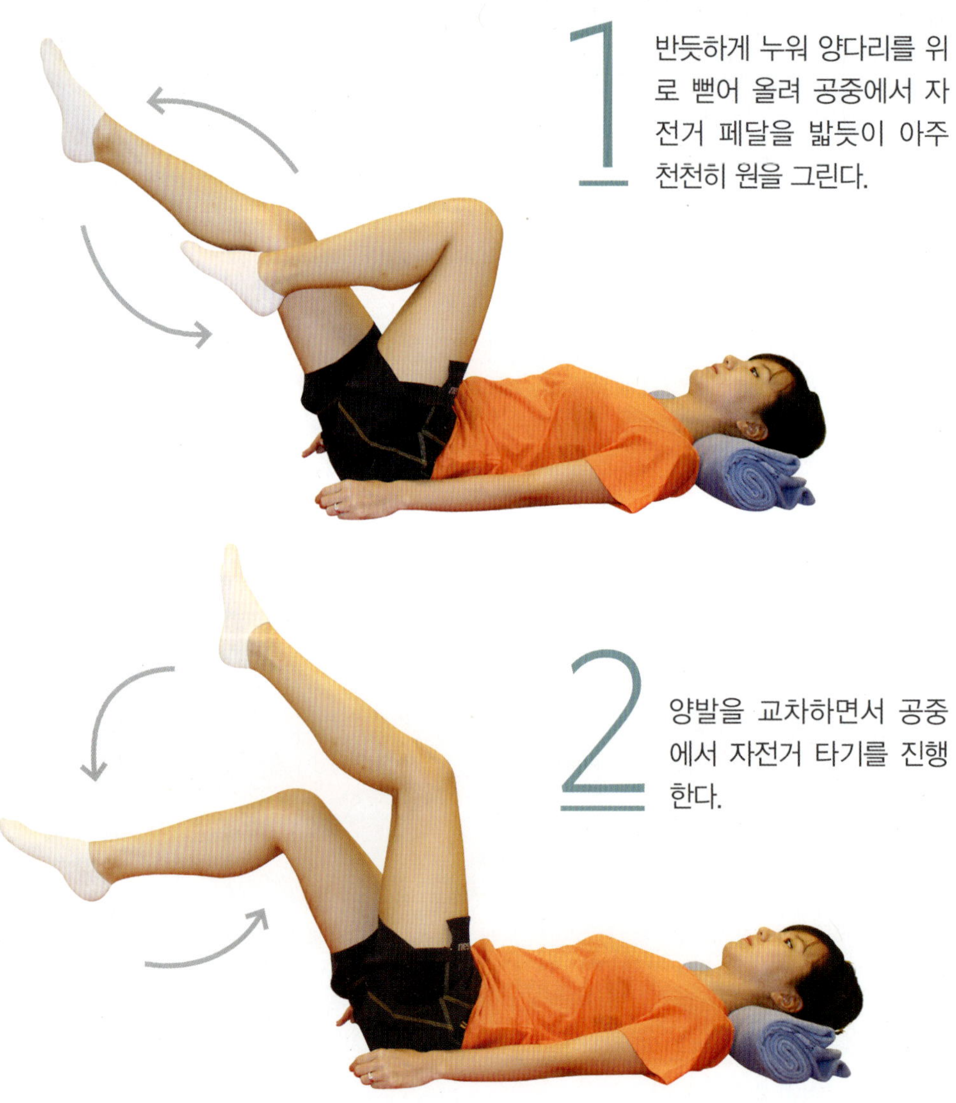

1 반듯하게 누워 양다리를 위로 뻗어 올려 공중에서 자전거 페달을 밟듯이 아주 천천히 원을 그린다.

2 양발을 교차하면서 공중에서 자전거 타기를 진행한다.

무릎 꿇고 팔 벌려 균형 잡기

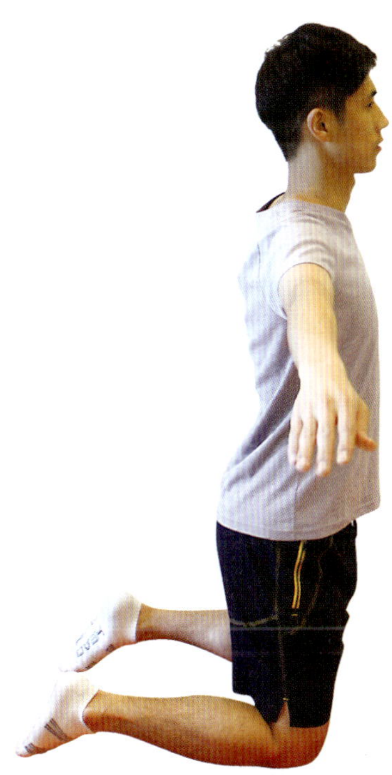

1 무릎을 꿇고 양팔을 벌려 중심을 잡은 후 천천히 상체를 뒤로 기울인다.

주의 이때 머리나 엉덩이가 먼저 움직이면 안 된다. 상체가 통나무처럼 뻣뻣하게 같이 움직여야 한다. 이 동작은 내 몸이 넘어지기 직전에 정지해서 5초 정도 버틴 다음 움직여야 한다.

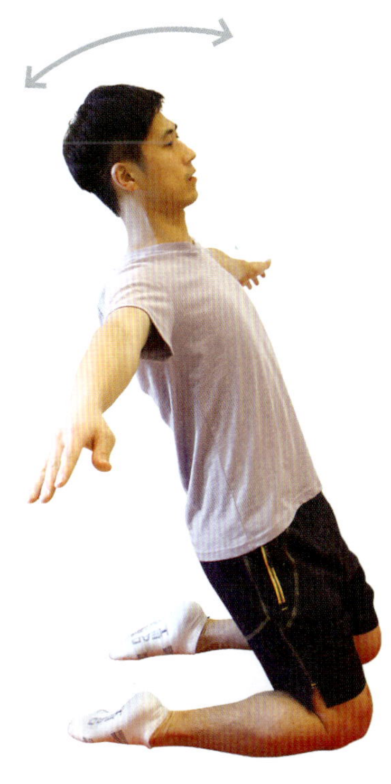

2 그 상태로 5초간 멈춘 후 다시 상체를 앞으로 일으킨다. 뒤에서 앞으로 일으킬 때는 아주 천천히 움직여야 한다. 빨리 움직이면 속도 때문에 앞으로 넘어간다.

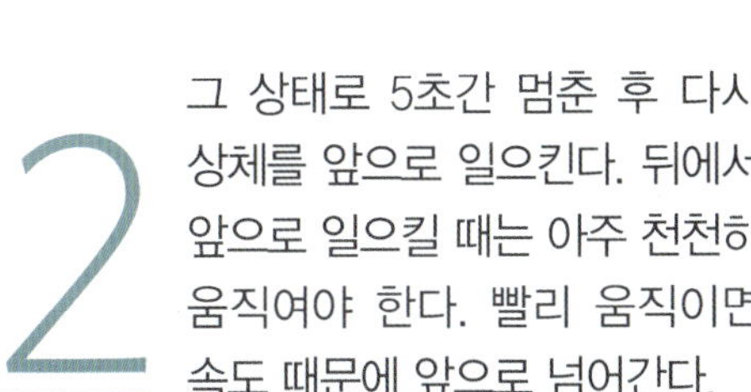

무릎 꿇고 팔 앞으로 뻗어 균형 잡기

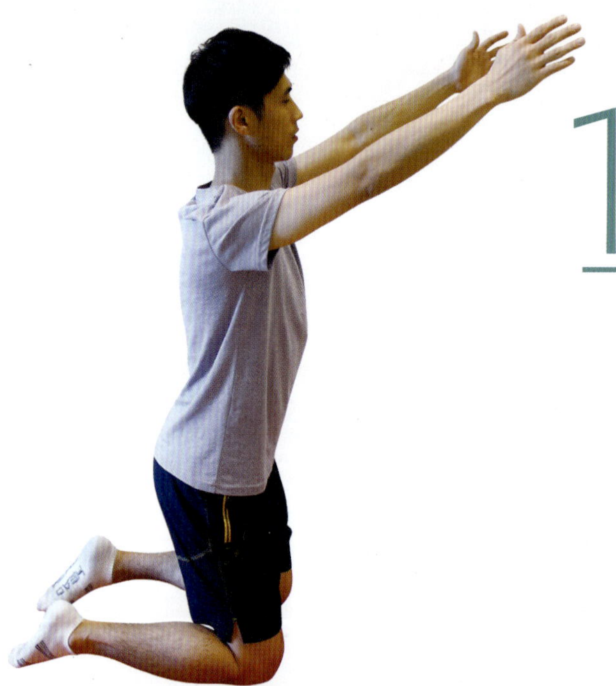

1 무릎을 꿇고 양팔을 앞으로 나란히 뻗은 다음 중심을 잡으면서 천천히 상체를 뒤로 기울인다.

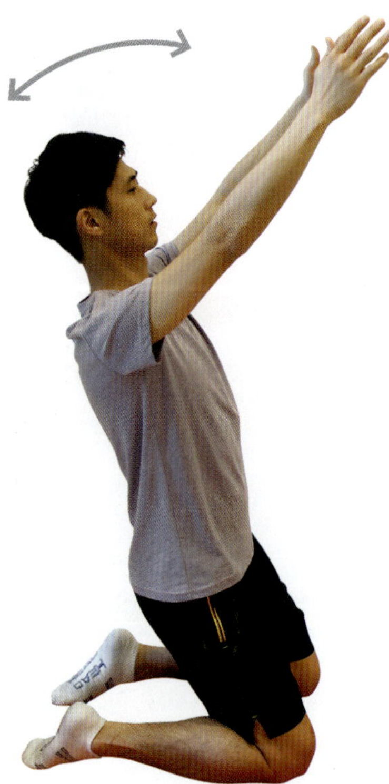

2 그 상태로 5초간 멈춘 후 다시 상체를 앞으로 일으킨다. 뒤에서 앞으로 일으킬 때는 아주 천천히 움직여야 한다. 빨리 움직이면 속도 때문에 앞으로 넘어간다.

주의 이 동작은 앞서 소개한 운동의 응용 동작으로, 느린 속도가 중요하다. 뒤에서 앞으로 몸을 일으킬 때 서두르면 뻗은 팔의 무게 때문에 앞으로 넘어질 수 있다.

허리 근력 강화를 위한 전신 균형 잡기

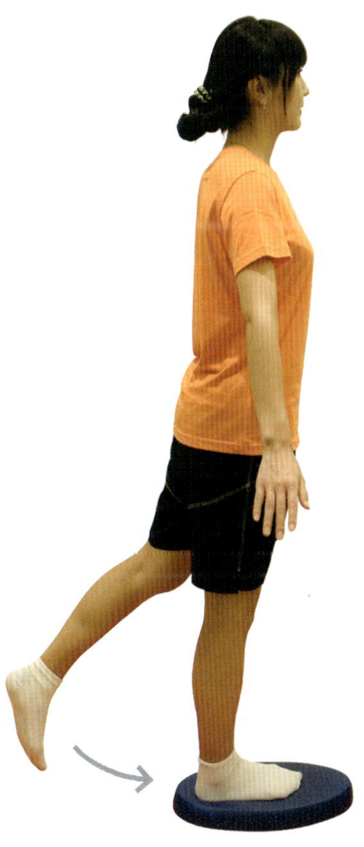

1 조금 높이가 있는 방석 위에 한쪽 발로 올라서서 중심을 잡는다.

2 다른 쪽 발을 앞으로 뻗으며 중심을 잡는다. 반대쪽도 동일하게 실시한다.

> **TIP.** 난이도를 높이고 싶다면, 여기서 한쪽 다리로 중심을 잡은 후 좌우로 다리를 흔들거나 균형을 잡으면서 천천히 앉았다가 일어난다.

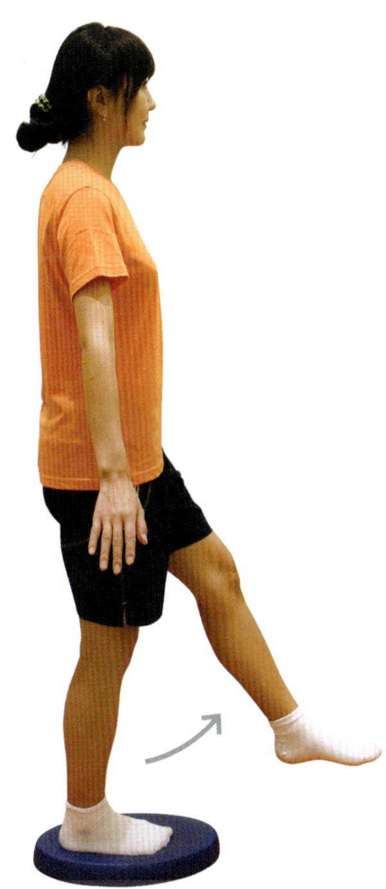

11 전신 중심 잡기

1 군인의 보행 자세처럼 양팔을 앞뒤로 흔들고 무릎은 직각이 되게 올리면서 제자리걸음을 한다. 그런 다음 정지하고 균형을 잡는다.

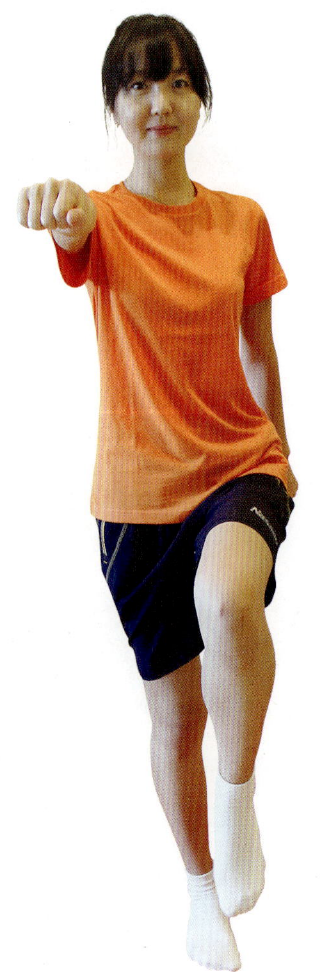

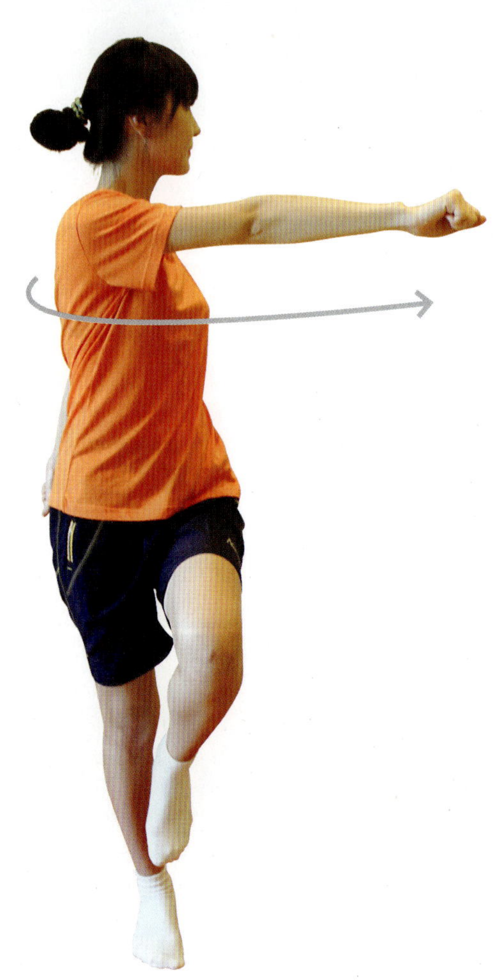

2 왼쪽 다리가 올라와 정지했으면, 오른팔과 상체를 왼쪽으로 돌린다. 다시 천천히 제자리걸음을 걷다가 오른쪽 다리가 올라와 정지하면 왼팔과 상체를 오른쪽으로 돌린다. 반복 실시한다.

좌우로 허리 돌려 발 잡기

1 한쪽 발을 뒤로 들어 올린 다음 허리를 돌려 반대쪽 손으로 가볍게 터치한다.

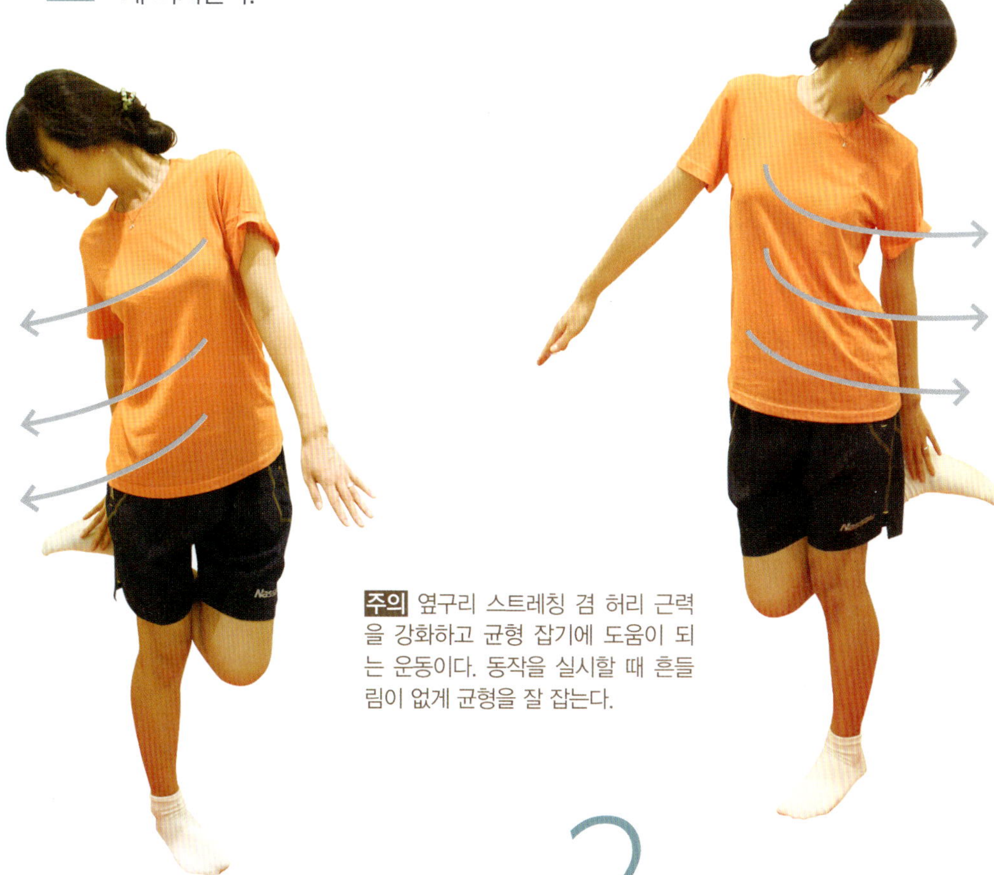

주의 옆구리 스트레칭 겸 허리 근력을 강화하고 균형 잡기에 도움이 되는 운동이다. 동작을 실시할 때 흔들림이 없게 균형을 잘 잡는다.

2 반대쪽도 동일한 방법으로 실시한다.

그 밖에 자주 묻는 척추질환 FAQ

Q 수술만 받으면 척추질환이 완쾌되나?

A 수술 후 심하게 눌렸던 신경이 풀어지면 다리로 뻗히던 심한 통증은 없어지지만 오랫동안 눌려 손상받은 신경 조직이 바로 정상으로 돌아오는 것은 아니므로, 둔하고 저릿한 느낌은 한동안 지속된다. 가끔 찌르는 듯한 통증이 있을 수도 있지만 점차 호전되며 대개 6주~3개월 이내에 대부분의 증상이 좋아진다. 수술 전과 동일한 심한 통증이 다시 생기고 지속되는 경우라면 재발을 의심해야 한다.

Q 수술 후 디스크 질환은 왜 재발하나?

A 디스크 질환이 재발하는 이유에는 몇 가지가 있다. 병증을 유발한 추간판을 100퍼센트 제거하면 좋겠지만 그렇게 되면 척추뼈가 서로 부딪혀 심한 요통이 일어나기 때문에 의료진은 치료 시 추간판을 최대한 남겨놓게 된다. 하지만 남아 있던 추간판이 다시금 퇴행성 변화를 일으키면 그 조직이 또 밀려나와 신

경을 압박하게 된다. 이처럼 척추수술 후 재발하는 경우는 5~10퍼센트 정도다. 디스크 질환의 재발을 방지하기 위해서는 수술 후 바른 자세를 유지하고 지속적인 허리 근력 강화 운동을 실시하는 것이 중요하다.

Q 허리디스크 수술 시 몇 일 입원하고 언제부터 정상 생활이 가능한가?

A 내시경 수술의 경우 수술 다음날이면 퇴원할 수 있고, 3~4주 후부터는 과격한 활동을 제외한 일상생활이 가능하다. 현미경레이저수술은 수술 후 3~4일간 입원하고, 수술 후 6주부터는 제한된 일상생활, 3개월 후부터는 모든 생활이 가능하다. 수술 후 한 달간은 20분 이상 앉아 있지 않는 것이 좋으며, 이후 앉아 있는 시간을 점차 늘리면 된다.

Q 목디스크와 유사한 증상의 질환이 많다고 들었다. 어떤 것이 있나?

A 목디스크는 매우 다양한 증상을 나타내며, 유사한 증상을 일으키는 다른 질환들과의 구별이 매우 중요하다. 감별을 요하는 대표적인 질환으로는 척추체 뒷부분에서 척추뼈들을 단단하게 연결하는 인대에 석회 성분이 침착되고 두터워져 척수나 신경근을 압박하는 후종인대골화증, 선천적 또는 후천적 변성으로 척추신경이나 척수가 지나가는 구멍이 좁아지는 경추관협착증, 어깨의 통증을 일으키는 어깨 관절염이나 오십견, 팔꿈치의 통증이 생기는 테니스엘보, 손이 아

프고 저린 팔목터널증후군 등을 들 수 있다. 또 고혈압이나 당뇨병, 내분비 이상 등의 전신 질환으로 인한 신경 자체의 변성, 신경이나 근육 자체의 병에 의해서도 이와 비슷한 증상들이 생길 수 있기 때문에 정확한 원인 규명이 요구된다. 두 가지 이상의 병증이 동반되는 경우도 흔하다.

Q 목디스크는 허리디스크와 비슷한 종류의 병인가?

A 목디스크는 허리디스크와는 근본적으로 다른 병이다. 허리디스크가 압박하는 부위는 말초신경으로 재생이 가능한 부위다. 따라서 하반신 마비까지 오는 경우가 매우 드물다. 그러나 목디스크는 말초신경 외에도 중추신경인 척수가 눌릴 수 있어 치료가 늦어지거나 적절하지 못한 경우에는 회복이 불가능한 하반신 마비나 사지 마비가 생길 수 있다. 따라서 목디스크가 의심되는 경우 빠르고 정확한 진단을 받는 것이 무엇보다 중요하며, 확진 전에 목을 과도하게 누르거나 돌리는 지압과 교정치료를 받지 않도록 주의한다. 이 경우 돌이킬 수 없는 마비 증세가 생길 수 있다.

Q 허리디스크는 어떤 증상이 나타나는가?

A 추간판이 탈출한 부위와 정도에 따라 허리만 불편한 경우, 다리만 불편한 경우, 허리와 다리가 모두 불편한 경우 등 다양한 증상이 나타나는데, 대개 허

리가 아프면서 엉덩이와 다리 쪽으로 뻗치는 통증이 생긴다. 심한 경우는 다리의 감각이 둔해지고 힘이 떨어지며, 발목이 마비되거나 대소변을 보기가 힘들어진다.

A 아니다. 디스크 환자들은 근육 강화를 위해 운동을 하는 것이 좋지만, 허리에 좋지 않은 운동, 잘못된 방법으로 실행하는 운동을 할 경우에는 병을 악화시킬 수 있으므로 조심해야 한다. 좋다고 알려진 운동이라도 방법을 제대로 숙지해 운동해야 하며 허리에 무리를 주는 접영은 삼가고, 자전거를 빠르게 타는 것과 가파른 산을 오르는 것 등은 피하는 것이 좋다.

생활 속에서 틈틈이 실천할 수 있는
척추질환 예방법에는 무엇이 있는지 알아보자.

두 발로 직립 보행을 하는 인간에게
척추만큼 중요한 부위도 없다.
생활 속에서 틈틈이 실천할 수 있는
척추질환 예방법에는 무엇이 있는지 알아보자.

Part 5

척추질환을
예방하는
건강한 생활

꾸준한 스트레칭이
예방의 지름길

허리 통증은 겪어보지 않은 사람은 상상이 안 될 정도로 일상생활을 불편하게 한다. 우리가 행하는 모든 동작이 척추의 도움 없이는 불가능하기 때문이다.

평소의 잘못된 자세나 생활습관은 척추를 비틀어지게 하는데, 척추가 비틀어지면 중심이 비틀어지는 것이기에 몸에 이상이 생길 수밖에 없다. 특히 자세는 하루아침에 습득되는 것이 아니기 때문에 몸에 한 번 잘못 배면 쉽게 고쳐지지 않는다. 따라서 건강한 허리를 갖고 싶다면 평상시 척추 건강에 각별히 신경 쓰고 바른 자세를 유지하려고 노력해야 한다.

현대인은 직장이나 학교 등에서 생활을 많이 하다 보니 의자에 오랜 시간 같은 자세로 앉아 있는 경우가 많다. 앉는 자세는 중력을 지탱해야 하는 척추에 가장 큰 부담을 주는 자세다. 척추의 S자 곡선 구조가 앉을 때는 쉽게 흐트러지기 때문이다. 안정적인 구조가 흐트러지면서 누워 있을 때보다 척추에 4배 많은 부담을 준다. 따라서 경직된 척추의 근육을 풀어주는 스트레칭을 틈틈이 실시하는 것이야말로 척추 건강의 핵심이라고 할 수 있다. 50분가량 일을 했다면 5~10분 정도는 스트레칭을 해주는 게 좋다.

앉아서 스트레칭을 할 때는 깍지를 낀 채 숨을 들이마시며 팔을 높이 들어 올리고 그 자세로 숨을 천천히 내쉬면서 허리를 옆으로 굽히는 것이 뭉친 근육을 이완시키는 데 효과가 좋다. 10~20회가량 한다.

흔히 목이나 허리에 나타나는 통증을 근육통이라고 생각하기 쉬운데, 이는 잘못된 자세에 의한 척추질환일 가능성이 있다. 척추질환은 어느 날 갑자기 오는 질환이 아니므로 내 몸의 작은 통증에도 관심을 갖고 관리하는 습관을 들이는 것이 좋다.

스트레칭은 일주일 이상해야 효과

스트레칭은 평상시에도 중요하지만 허리를 집중적으로 사용한 뒤에 더욱 필요하다. 휴가철 장거리 운전, 장시간 비행기 탑승이나 물놀이, 장거리 등산 등으로 척추에 피로가 쌓인 경우, 운동을 잘 하지 않던 사람들은 허리 건강에 바로 적신호가 켜지기 때문이다.

특히 직장인들은 1년에 한 번 찾아오는 휴가 기간에 다소 무리한 일정을 짜게 되고, 휴가를 마친 후에는 피로가 풀리지 않은 채 일터로 복귀하는 경우가 많다. 이때는 최소 일주일 정도 시간을 들여 생체 리듬을 되돌리려는 노력이 필요하다. 또한 반복적인 스트레칭으로 온몸을 부드럽게 풀어주어야 한다.

생활 속에서 틈틈이 목 스트레칭을 하면 목의 부담을 덜어주어서 좋다. 목 돌리기는 일상에서도 쉽게 할 수 있는 운동이기 때문에 틈틈히 자주 해주는 것이 좋다. 목뼈는 우리 몸의 중요한 신경들이 지나가는 길목이므로 늘 신경 써서 관리하도록 한다. 이 같은 스트레칭은 혈액순환을 좋게 하고 목의 부담을 덜어준다.

여기서는 시간 날 때마다 틈틈이 실시하면 좋은 목과 어깨, 허리, 전신 스트레칭을 소개한다. 통증을 크게 느끼지 않는 범위 내에서 반복하면 좋다.

목 건강을 위한 스트레칭

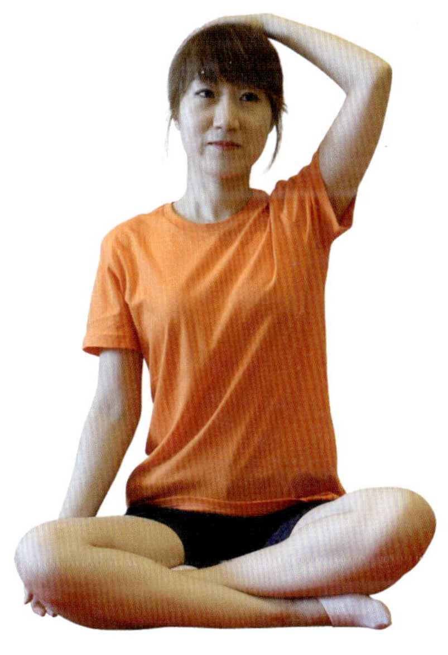

1 앉아서 한 손으로 반대쪽 머리 부분을 잡는다.

> **TIP.** 머리를 잡지 않은 손을 엉덩이 밑으로 넣으면 더 강하게 스트레칭된다.

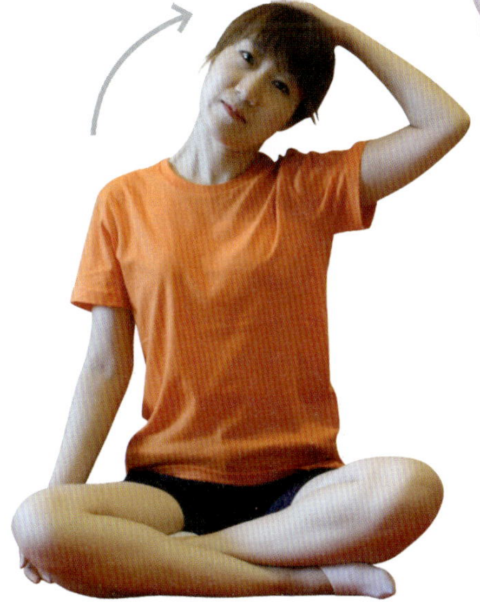

2 손을 천천히 옆으로 당겨 목 근육을 늘려준다. 반대편도 같은 방법으로 실시한다.

가슴, 어깨 스트레칭

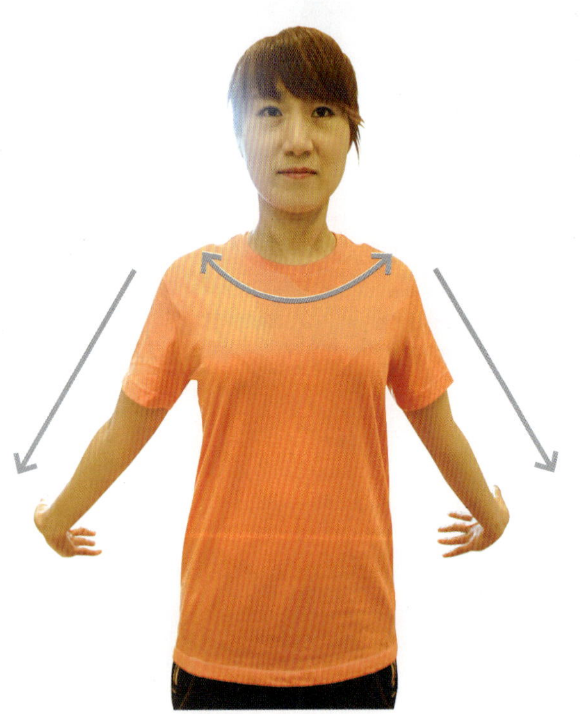

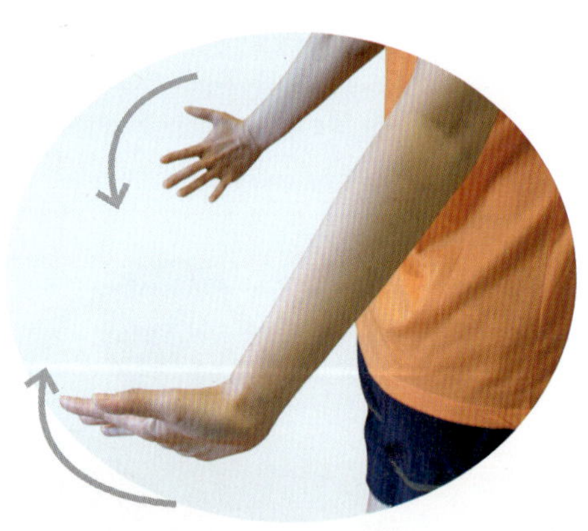

1 시선은 정면을 향한 채 어깨와 가슴을 쭉 펴고 양팔을 뒤로 쭉 뻗는다.

주의 이때 어깨가 위로 올라가거나, 시선이 바닥을 향하면 안 된다.

2 이때 손가락 끝을 안쪽으로 향하게 한 후 잠시 멈춘다.

허리 숙여 상체 늘이기

1 양발을 어깨 넓이만큼 벌리고
양손은 깍지를 껴서 높이 들어
올린다.

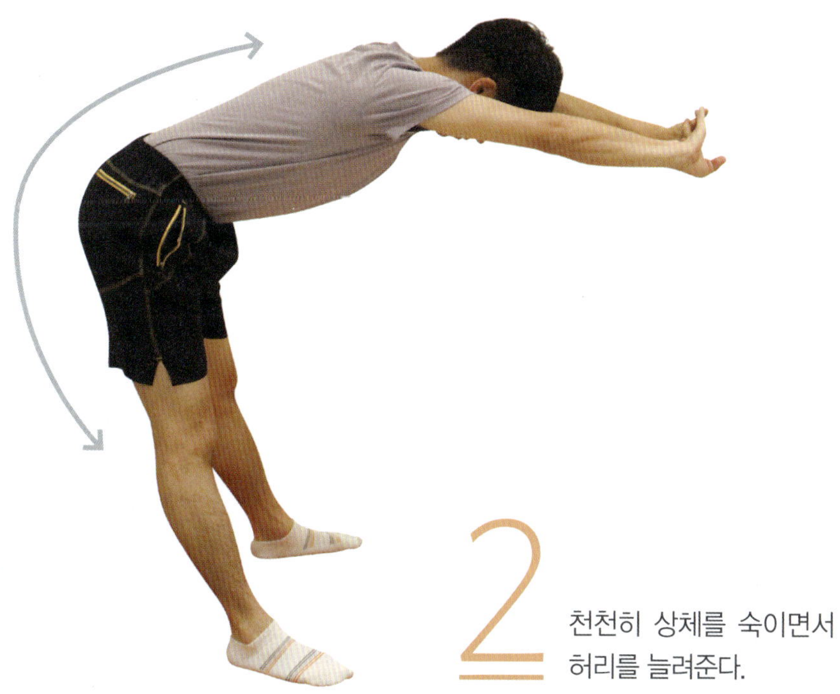

2 천천히 상체를 숙이면서
허리를 늘려준다.

허리 건강을 위한 스트레칭

1 똑바로 누워 양손을 깍지 껴 머리를 받힌다. 이때 발목은 직각으로 세운다.

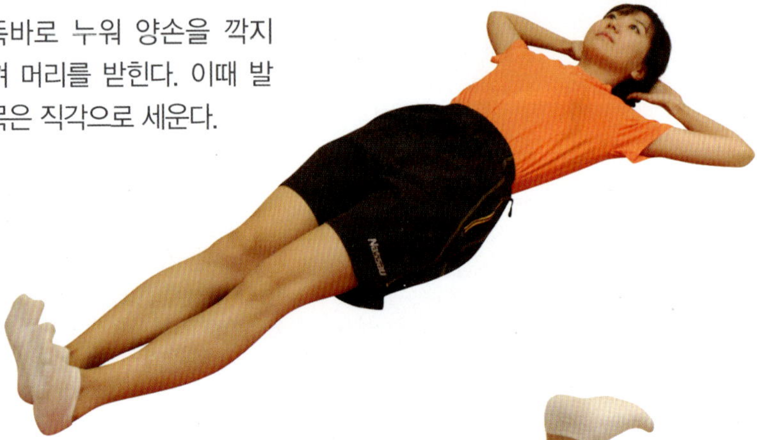

2 오른쪽 다리를 천천히 90도로 들어 올린다.

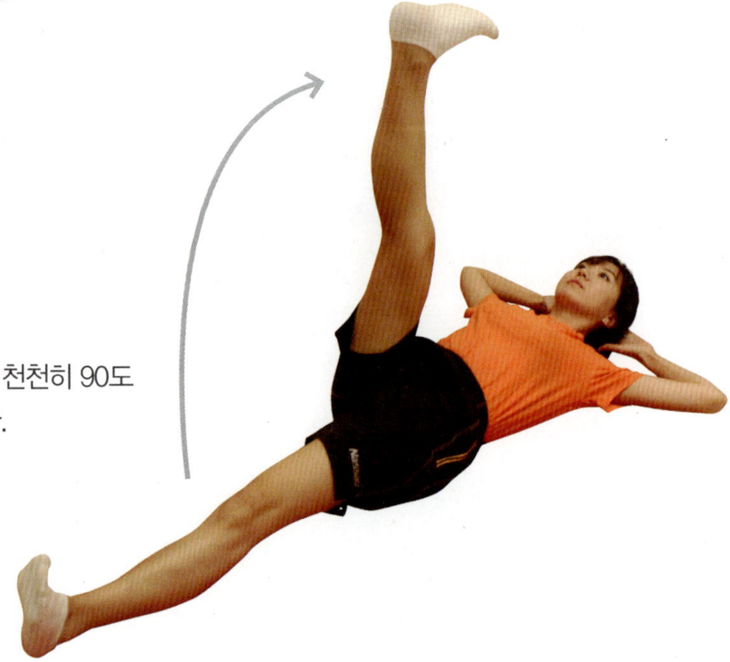

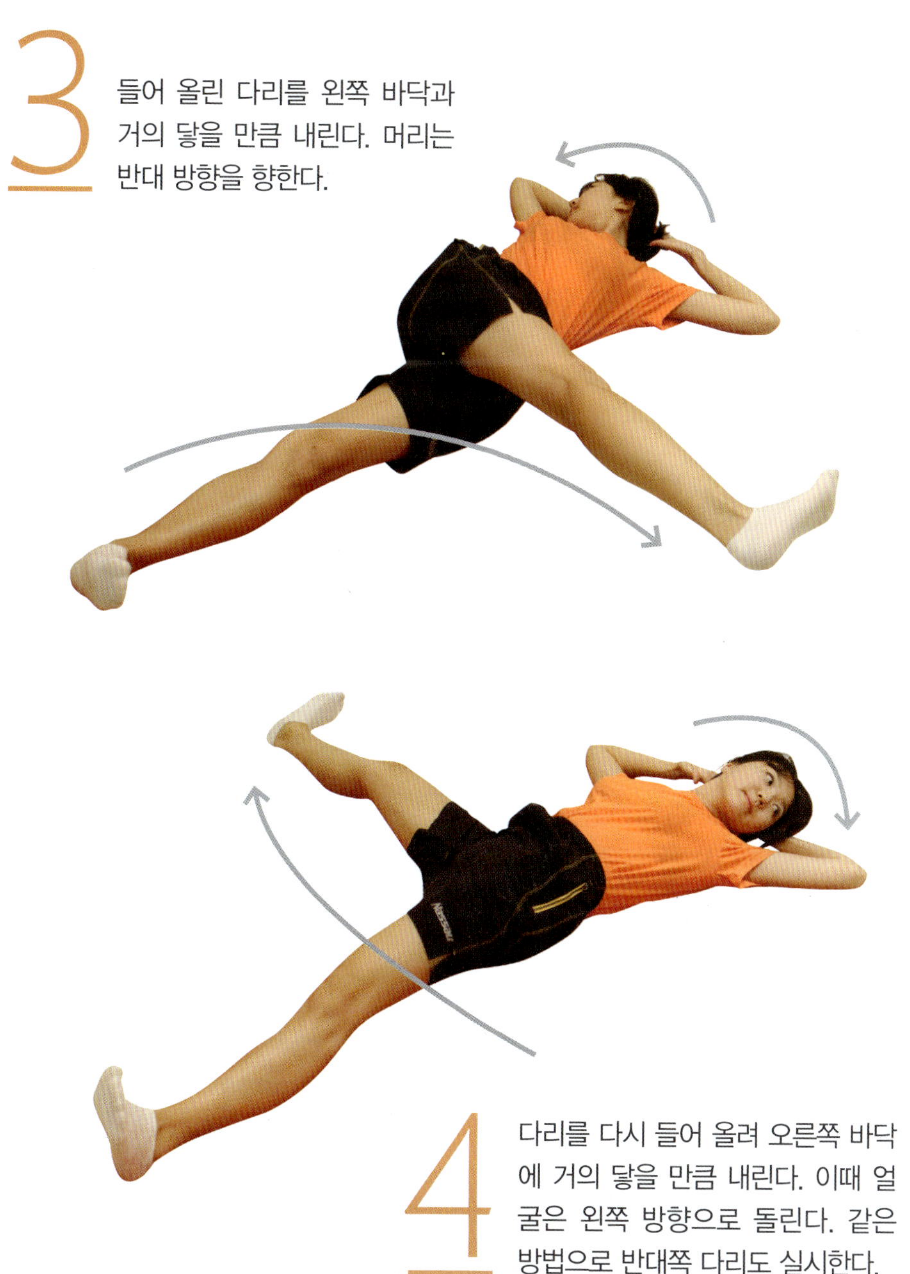

3 들어 올린 다리를 왼쪽 바닥과
거의 닿을 만큼 내린다. 머리는
반대 방향을 향한다.

4 다리를 다시 들어 올려 오른쪽 바닥
에 거의 닿을 만큼 내린다. 이때 얼
굴은 왼쪽 방향으로 돌린다. 같은
방법으로 반대쪽 다리도 실시한다.

허리 건강을 위한 스트레칭

1 바로 누워서 기지개를
켜듯이 두 팔과 다리를
쭉 편다.

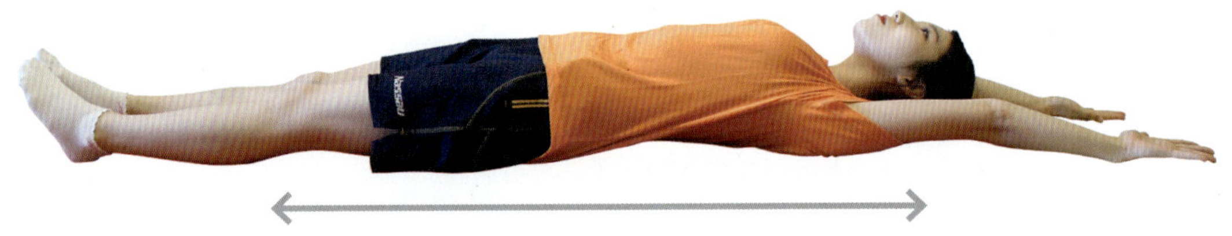

TIP. 발끝을 몸 쪽으로 당겨
스트레칭하면 갑자기 쥐가
나는 것을 예방할 수 있다.

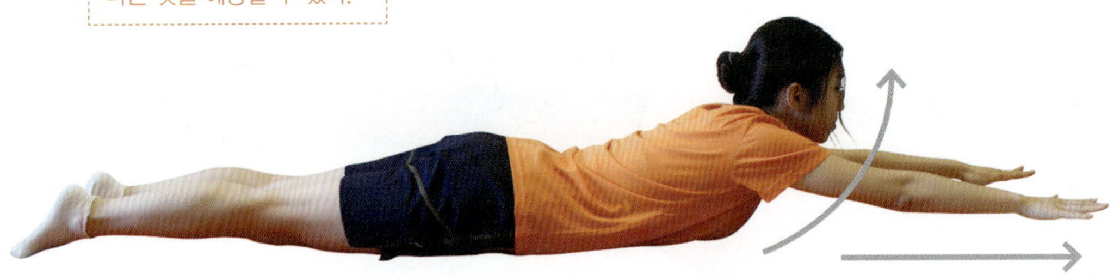

2 그대로 엎드려 손을 쭉 뻗
은 상태에서 상체를 약간
들어 올린다.

6

앞으로 팔 뻗어 전신 스트레칭

1 무릎을 꿇고 양팔을 쭉 뻗은 상태에서 가슴을 바닥 쪽에 최대한 붙이고 늘린다.

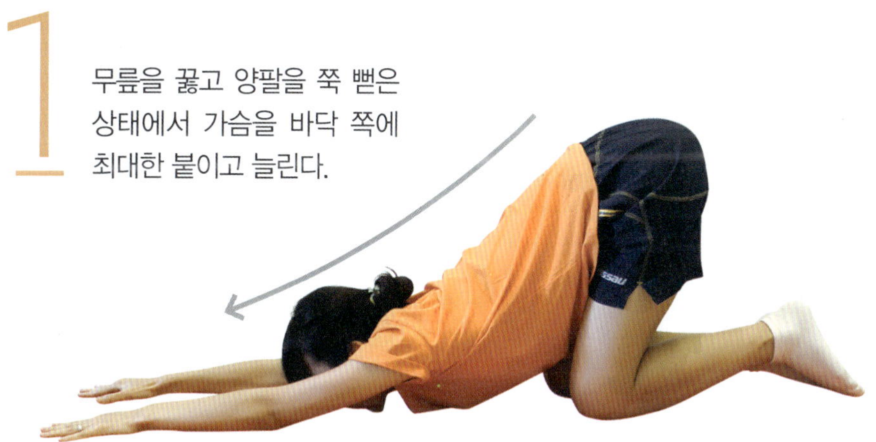

2 마지막에는 그 상태로 엉덩이를 내려서 앉으면 스트레칭이 더욱 잘 된다.

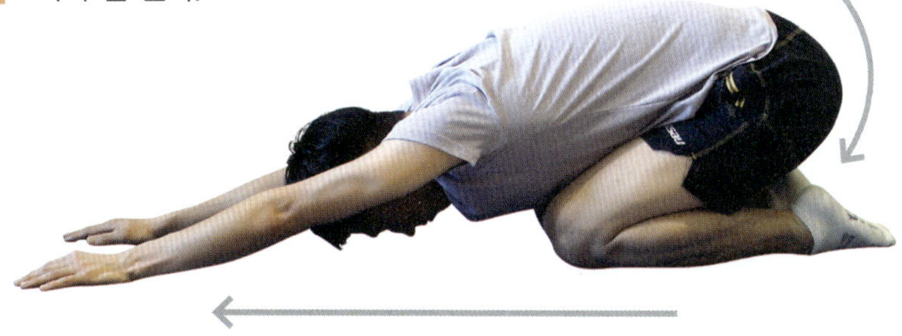

허리 건강을 위한 스트레칭

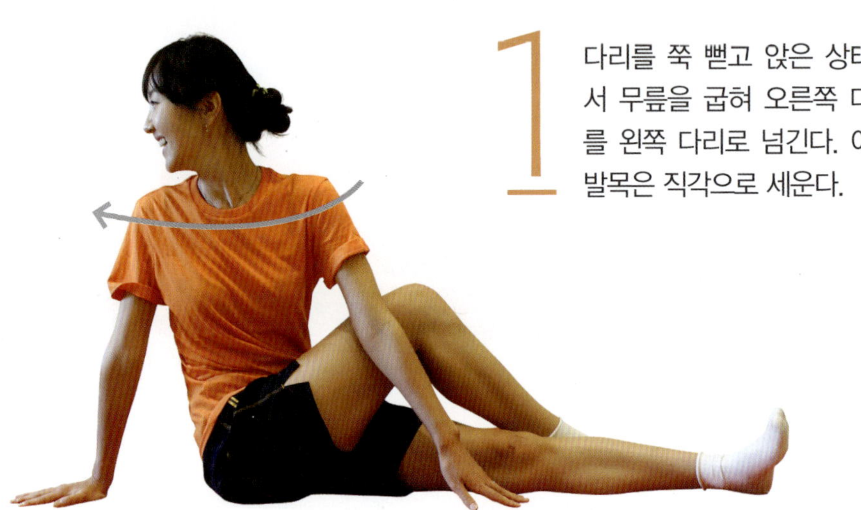

1 다리를 쭉 뻗고 앉은 상태에서 무릎을 굽혀 오른쪽 다리를 왼쪽 다리로 넘긴다. 이때 발목은 직각으로 세운다.

2 상체는 오른쪽으로 틀어 잠시 멈춘다.

3 반대쪽도 동일한 방법으로 실시한다.

장요근 스트레칭

1 한쪽 다리는 가부좌하듯 앉
고, 반대편 다리는 뒤로 쭉 뻗
어 앉는다.

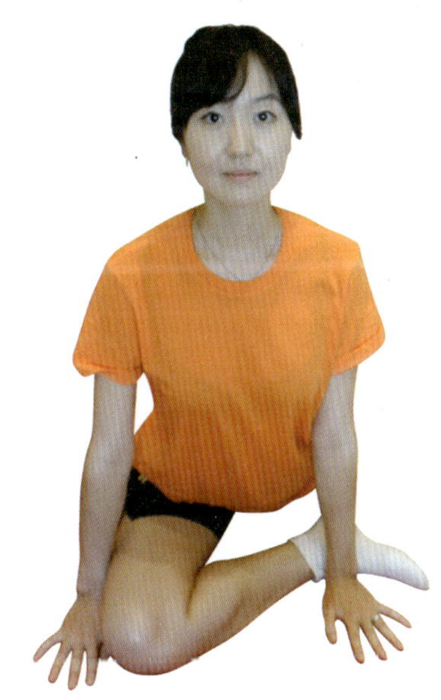

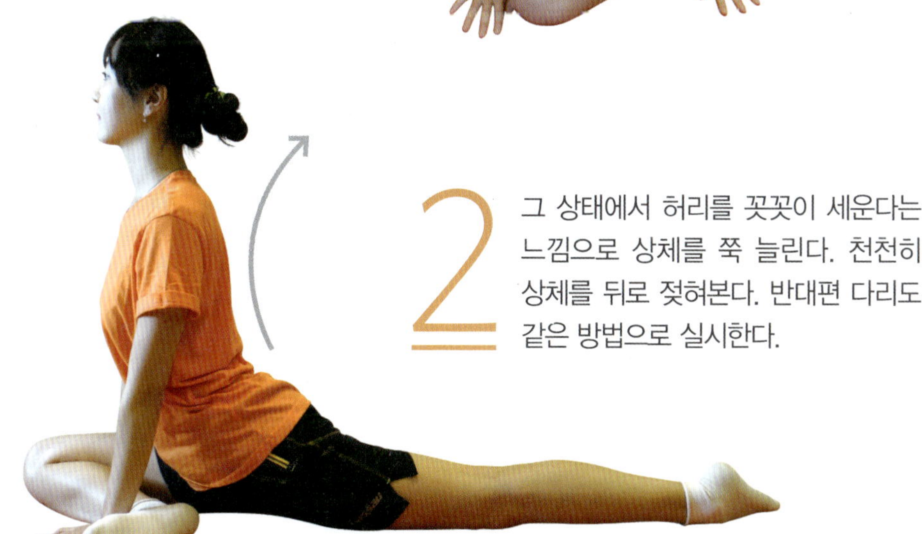

2 그 상태에서 허리를 꼿꼿이 세운다는
느낌으로 상체를 쭉 늘린다. 천천히
상체를 뒤로 젖혀본다. 반대편 다리도
같은 방법으로 실시한다.

허리 건강을 위한 스트레칭

1 똑바로 누운 자세에서 무릎을 굽혀 가슴 쪽으로 들어 올린다.

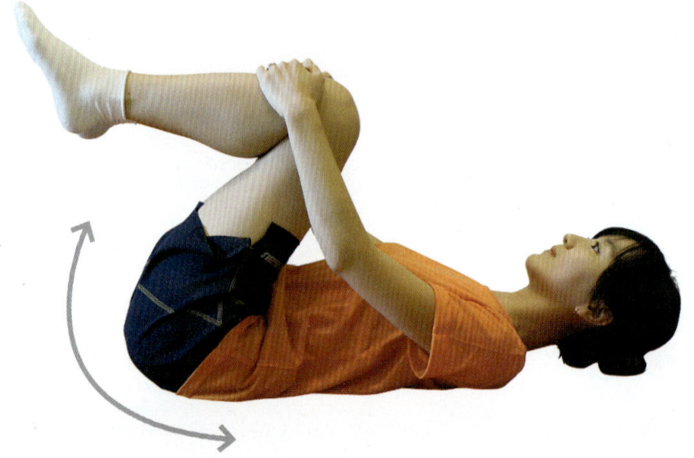

2 양손으로 무릎을 잡고 가슴 쪽으로 가볍게 당긴다.

10 허리 건강을 위한 스트레칭

1 양발을 모으고 무릎을 굽힌 다음 양손으로 의자를 잡는다.

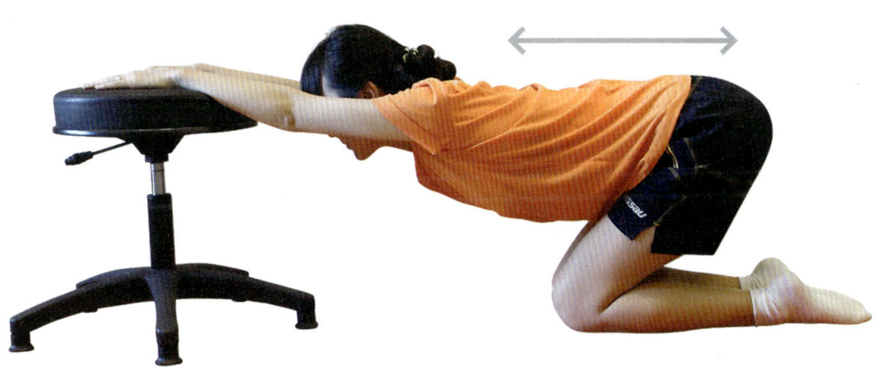

2 상체를 의자와 수평이 되게 쭉 펴면서 허리를 늘려준다.

허리 건강을 위한 스트레칭

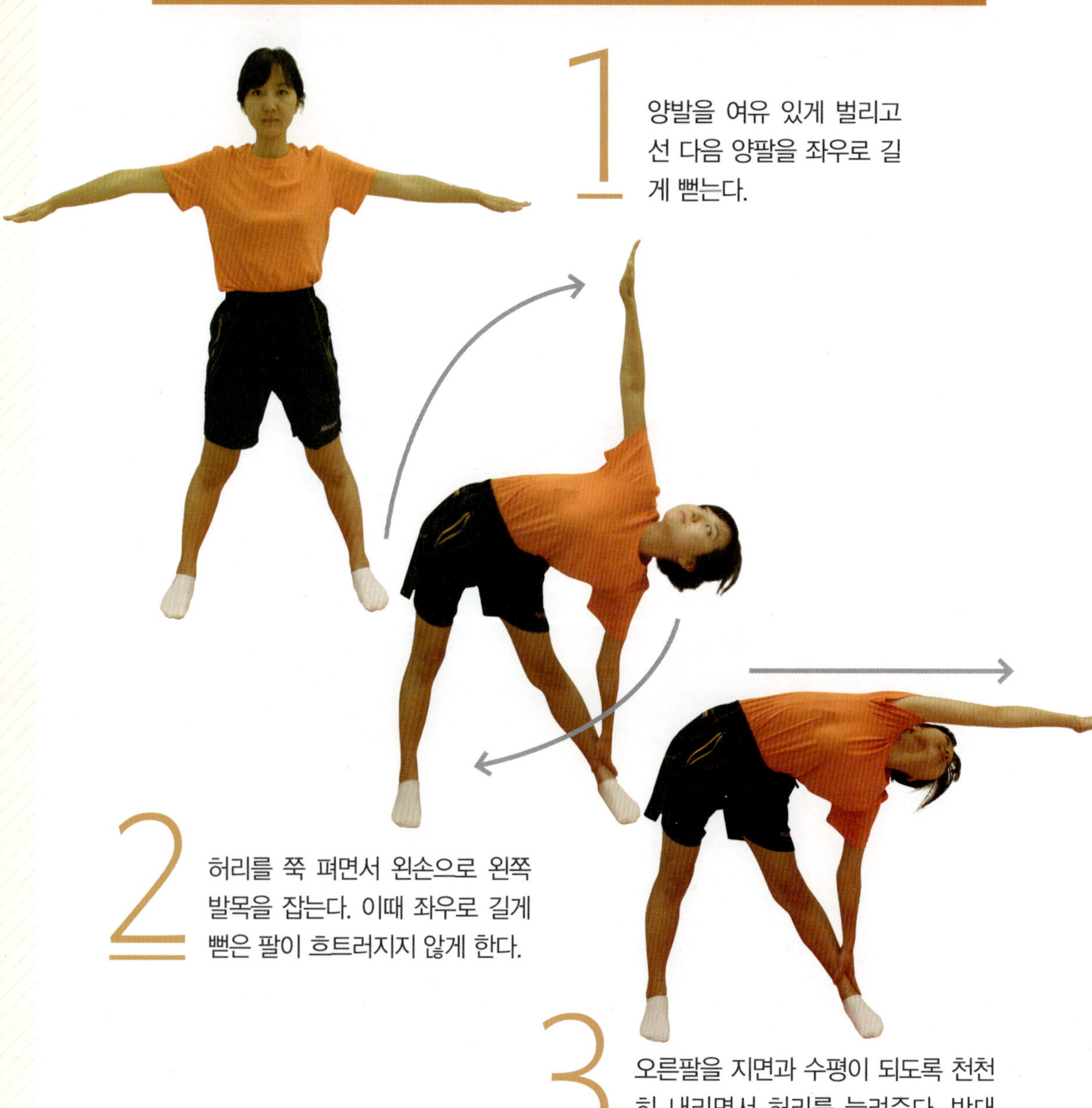

1 양발을 여유 있게 벌리고 선 다음 양팔을 좌우로 길게 뻗는다.

2 허리를 쭉 펴면서 왼손으로 왼쪽 발목을 잡는다. 이때 좌우로 길게 뻗은 팔이 흐트러지지 않게 한다.

3 오른팔을 지면과 수평이 되도록 천천히 내리면서 허리를 늘려준다. 반대편도 같은 방법으로 실시한다.

12 허리 건강을 위한 스트레칭

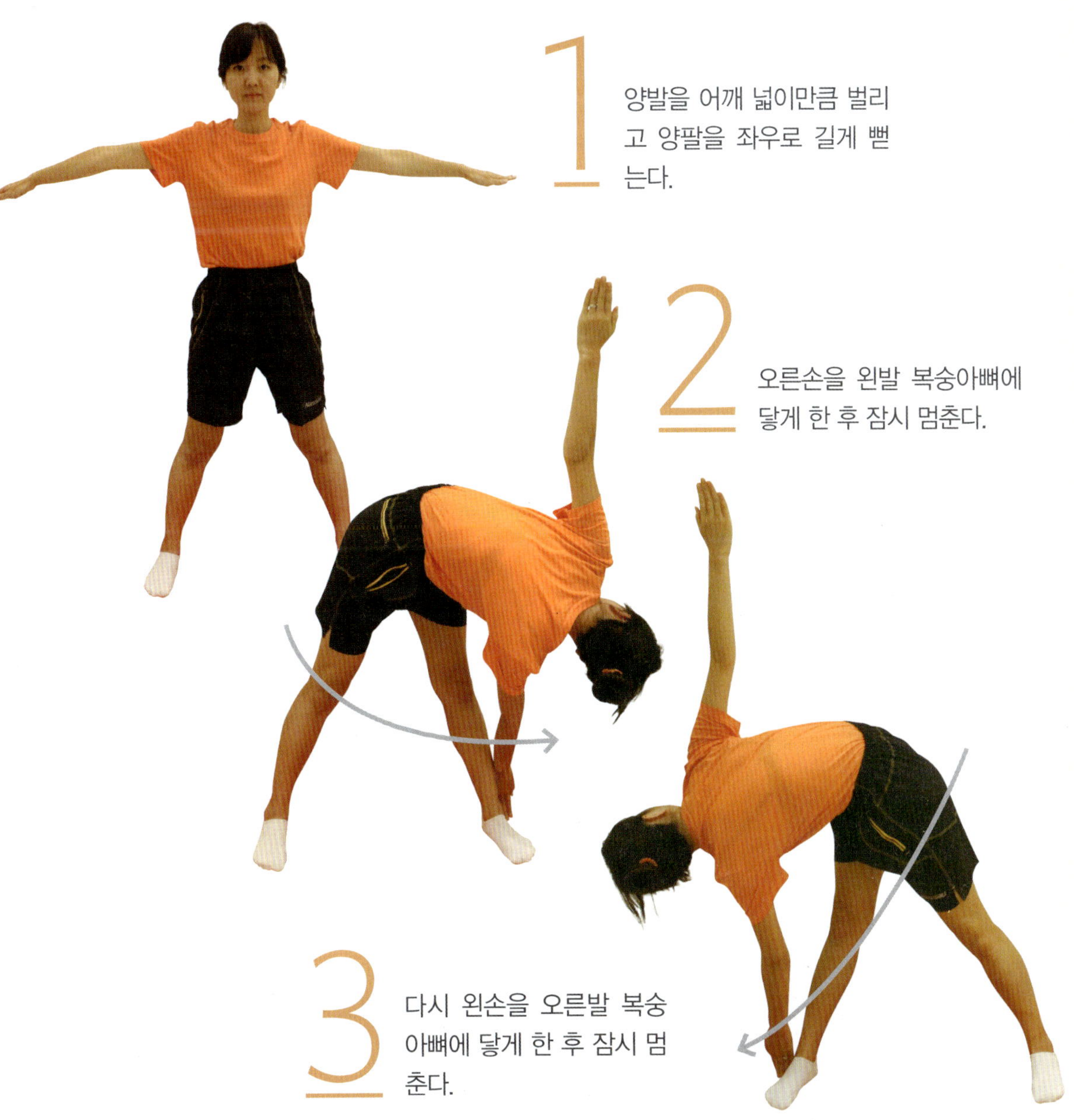

1 양발을 어깨 넓이만큼 벌리고 양팔을 좌우로 길게 뻗는다.

2 오른손을 왼발 복숭아뼈에 닿게 한 후 잠시 멈춘다.

3 다시 왼손을 오른발 복숭아뼈에 닿게 한 후 잠시 멈춘다.

종아리 스트레칭

1 벽에 양 손바닥을 대고 선
다. 오른발을 벽에 세워 지
그시 눌러준다.

2 반대쪽도 동일하게 실시
한다.

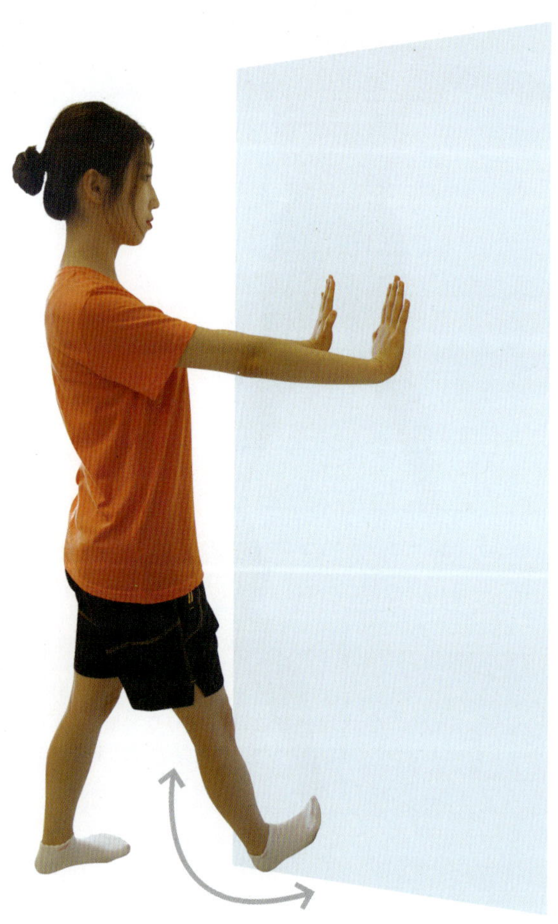

허리 굽혀 늘이기 스트레칭

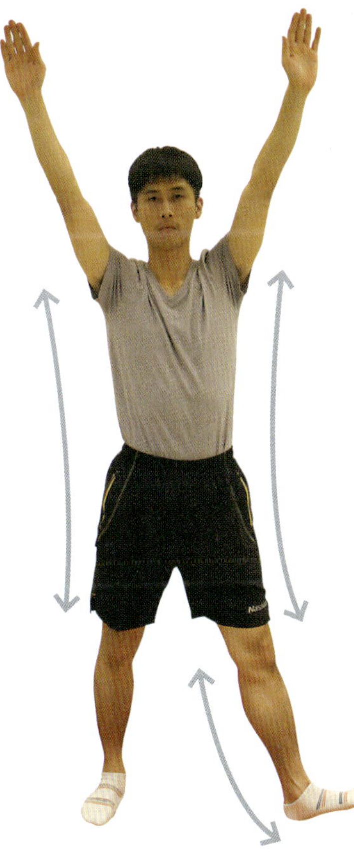

1 양팔은 위로 뻗고 양다리는 어깨 넓이만큼 벌린다. 한쪽 발목에 힘을 줘 들어 올린 상태에서 양팔을 힘껏 늘린다.

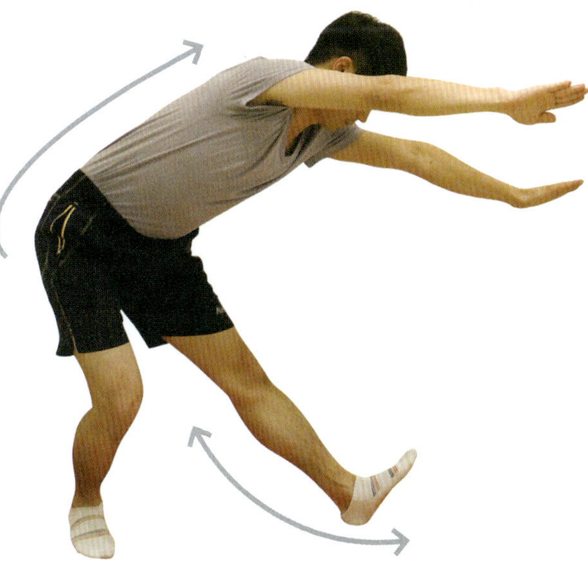

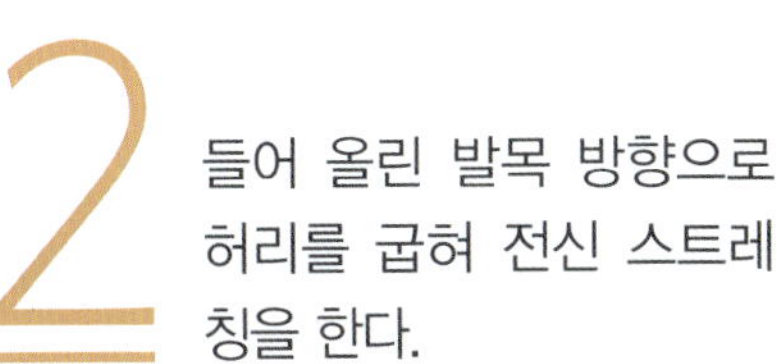

2 들어 올린 발목 방향으로 허리를 굽혀 전신 스트레칭을 한다.

15

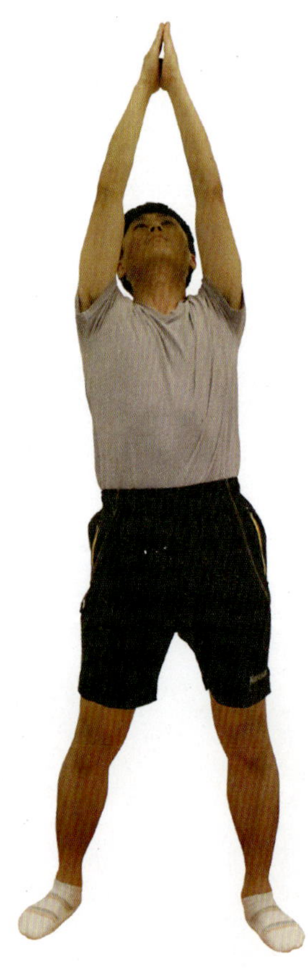

1 양발을 어깨 넓이만큼 벌린 채 양손을 모아 위로 쭉 뻗는다. 시선은 하늘을 향한다.

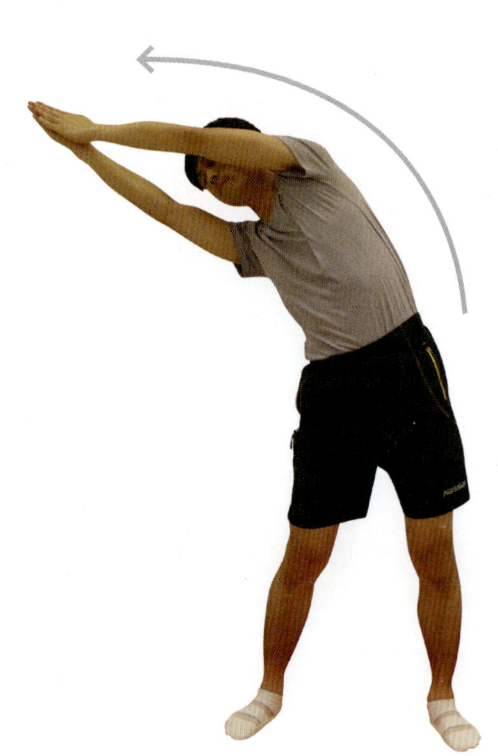

2 큰 원을 그리듯 온몸을 천천히 돌린다.

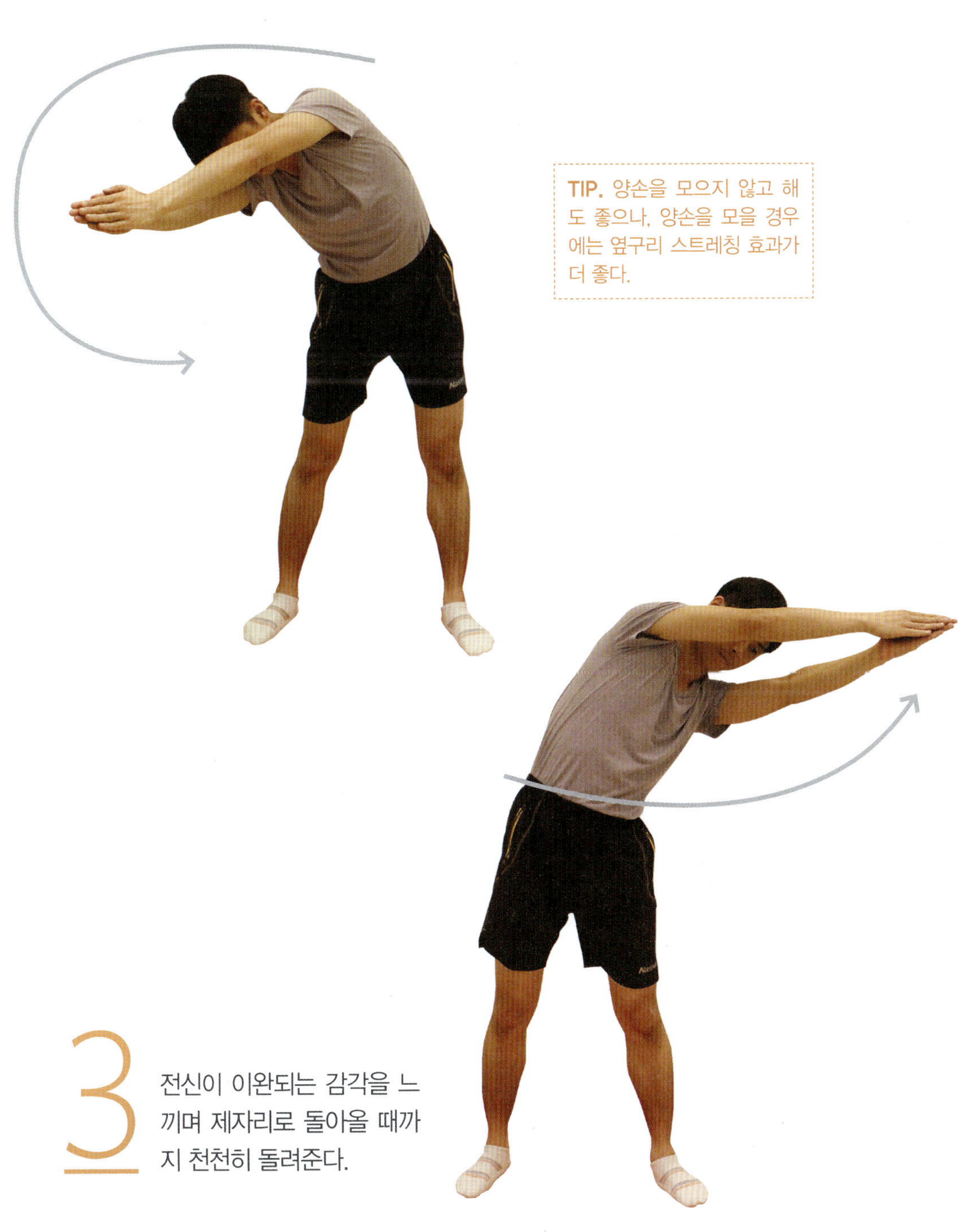

3

전신이 이완되는 감각을 느
끼며 제자리로 돌아올 때까
지 천천히 돌려준다.

2 장시간 운전 뒤에 오는 허리 통증 잡기

같은 자세로 오래 앉아 있는 것만큼 척추에 무리를 주는 것이 없다는 사실을 떠올리면, 장거리 운전 시 받는 척추의 부담이 얼마나 큰지 알 수 있다. 특히 명절이나 휴가철, 꽉 막힌 고속도로 위의 운전은 척추에 치명적이다.

중력의 영향을 받는 척추는 누워 있을 때 가장 편하고, 그 다음이 서 있을 때다. 서 있을 때는 누워 있을 때보다 2배 정도 압력을 더 받는다. 문제는 앉아 있을 때다. 앉아 있을 때는 4배 정도의 부담이 가중된다.

목에서부터 엉덩이까지 연결되는 척추는 특유의 S자 구조에 의해 걷고 뛰고 움직일 때 전해지는 충격이 최소화된다. 앉는 자세는 이런 S자 구조를 무너뜨려 불안정한 자세를 만들기 때문에 쉽게 요통을 일으킬 수 있다.

장시간 운전을 할 때는 잔뜩 긴장한 상태로 전방을 주시하고 사이드 미러나 백미러를 자주 응시하기 때문에 허리뿐 아니라 목도 뻣뻣해진 다. 평소 아무런 통증을 느끼지 못한 정상인이라고 하더라도 명절 연휴 나 휴가 등을 보내고 난 후 목의 통증을 호소하는 이가 많은 건 이런 이 유도 적지 않다.

목과 허리 통증을 그대로 방치하면 추간판탈출증이나 척추관협착증 같은 척추질환으로 진행될 수 있기 때문에 장거리 운전 후 2주 이상 통 증이 지속된다면 전문 병원을 찾아 상태를 확인하는 것이 좋다.

운전 시 바른 자세가 관건

장거리 운전 시에는 바른 자세로 앉고, 한 시간에 한 번 정도는 차에 서 내려 가벼운 스트레칭이나 운동으로 경직된 몸을 풀어주어야 한다.

운전할 때 등받이의 각도를 90~110도 정도로 유지하고, 엉덩이를 좌 석 깊숙이 넣고 등받이에 붙어 앉아야 척추에 무리가 덜 간다. 이때 허 리에 쿠션을 넣어 주면 허리 자체의 굴곡을 유지하는 데 도움이 된다.

운전을 하면서 머리를 창가에 기대거나 앞으로 기울이는 자세는 'C'자 형인 목의 균형을 무너뜨린다. 따라서 목이 불편하다면 목 베개나 수건 등으로 목을 받쳐 긴장을 풀어주도록 한다. 잠을 자기 위해 등받이를 뒤로 젖히는 경우에는 한껏 젖히는 것보다 8~10도 정도로 가볍게 기울이는 것이 허리 건강에 좋다. 신발은 발이 편한 것을 신어 혈액순환을 돕고, 발목과 무릎을 보호하도록 한다.

갑자기 허리에 통증이 느껴지는 경우 따뜻한 찜질이나 물리치료로 증상을 완화시킬 수 있다. 그러나 통증은 몸이 더 위험한 순간이 닥치기 전에 예방하라고 보내는 신호인지도 모른다. 따라서 무엇보다 내 몸의 소리에 귀 기울이는 것이 가장 큰 예방책이 될 수 있다.

허리 건강은 한 번 무너지면 쉽게 완치되기 어렵기 때문에 평소 의식적으로 조심하는 게 중요하다.

1

골반 및 허리 돌리기

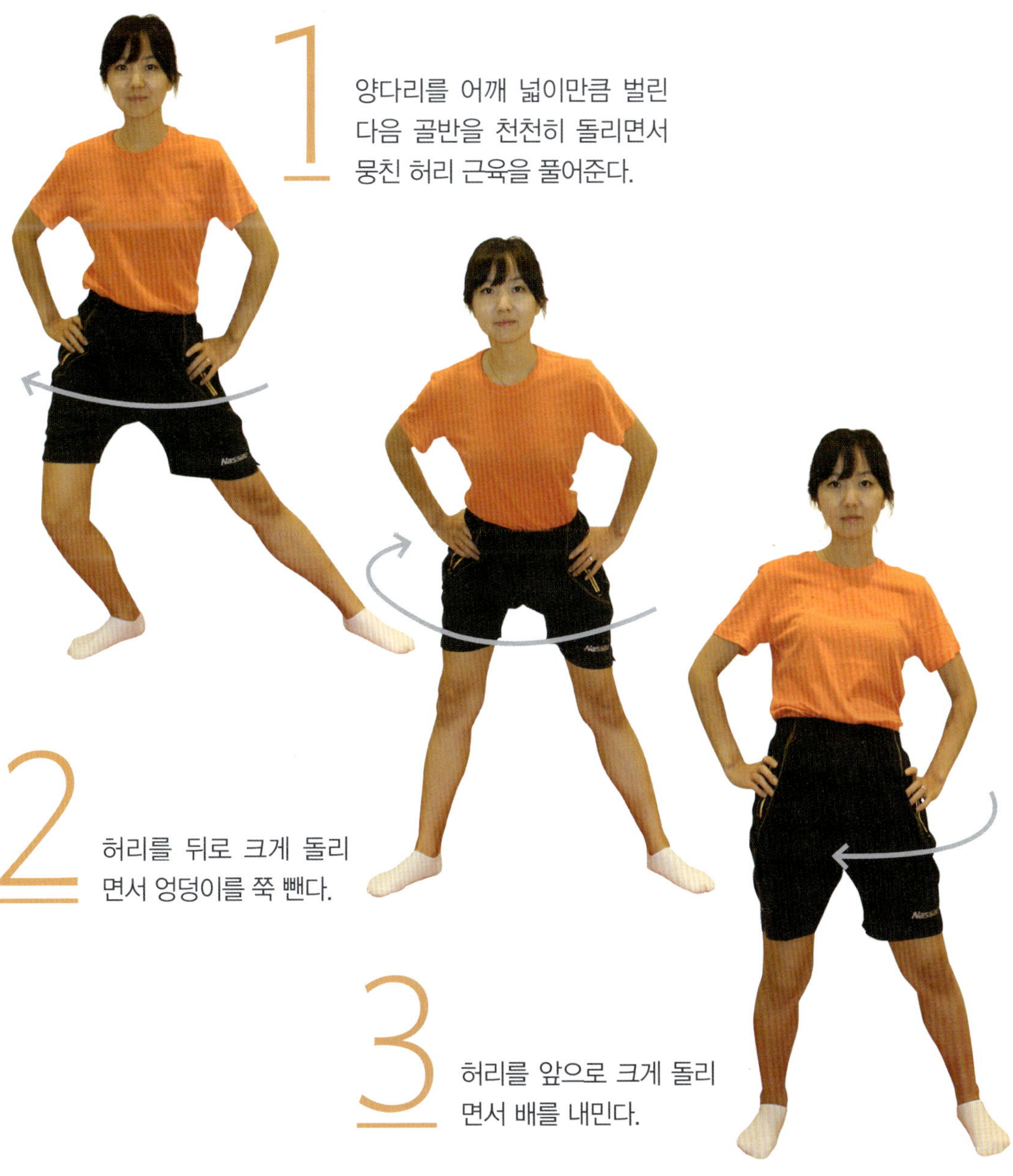

1 양다리를 어깨 넓이만큼 벌린 다음 골반을 천천히 돌리면서 뭉친 허리 근육을 풀어준다.

2 허리를 뒤로 크게 돌리면서 엉덩이를 쭉 뺀다.

3 허리를 앞으로 크게 돌리면서 배를 내민다.

전신 근육 늘리기

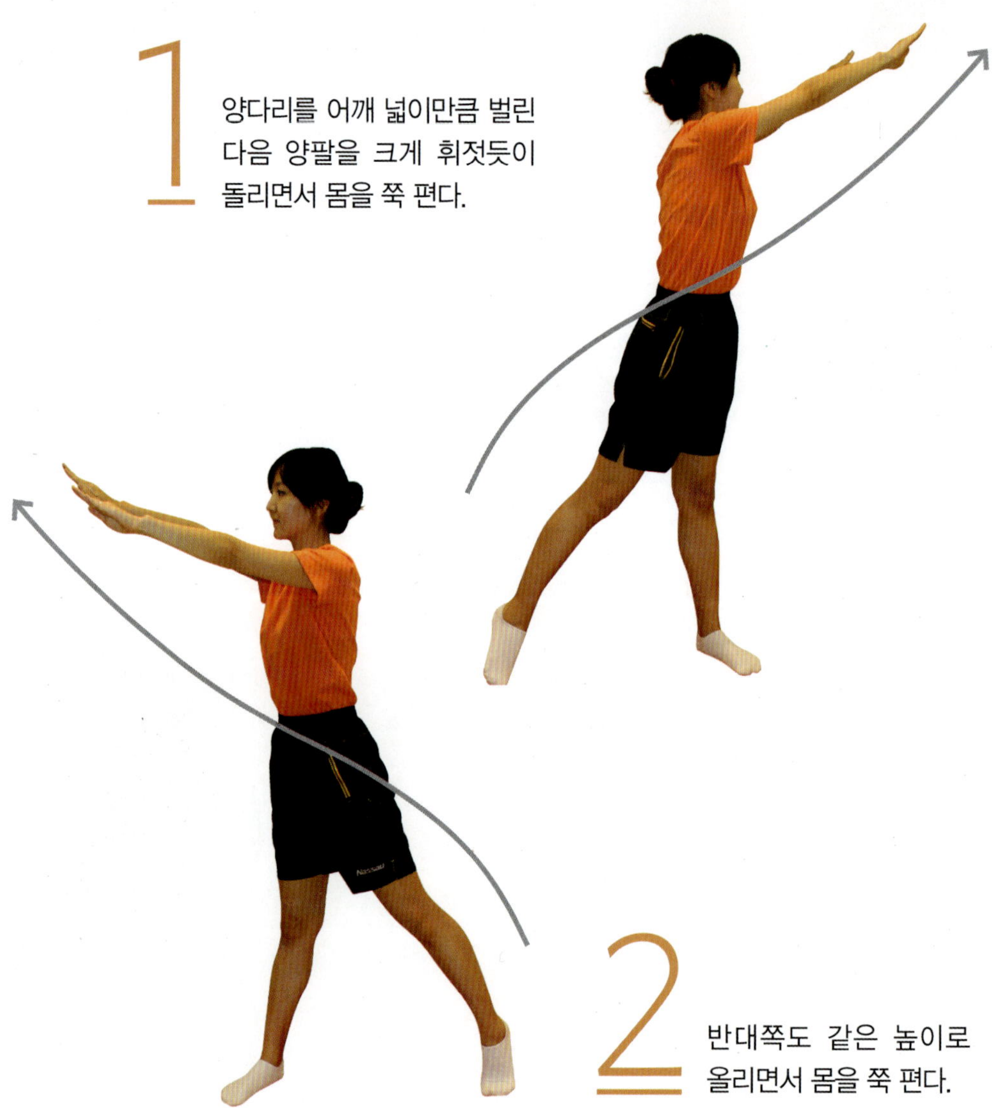

1 양다리를 어깨 넓이만큼 벌린 다음 양팔을 크게 휘젓듯이 돌리면서 몸을 쭉 편다.

2 반대쪽도 같은 높이로 올리면서 몸을 쭉 편다.

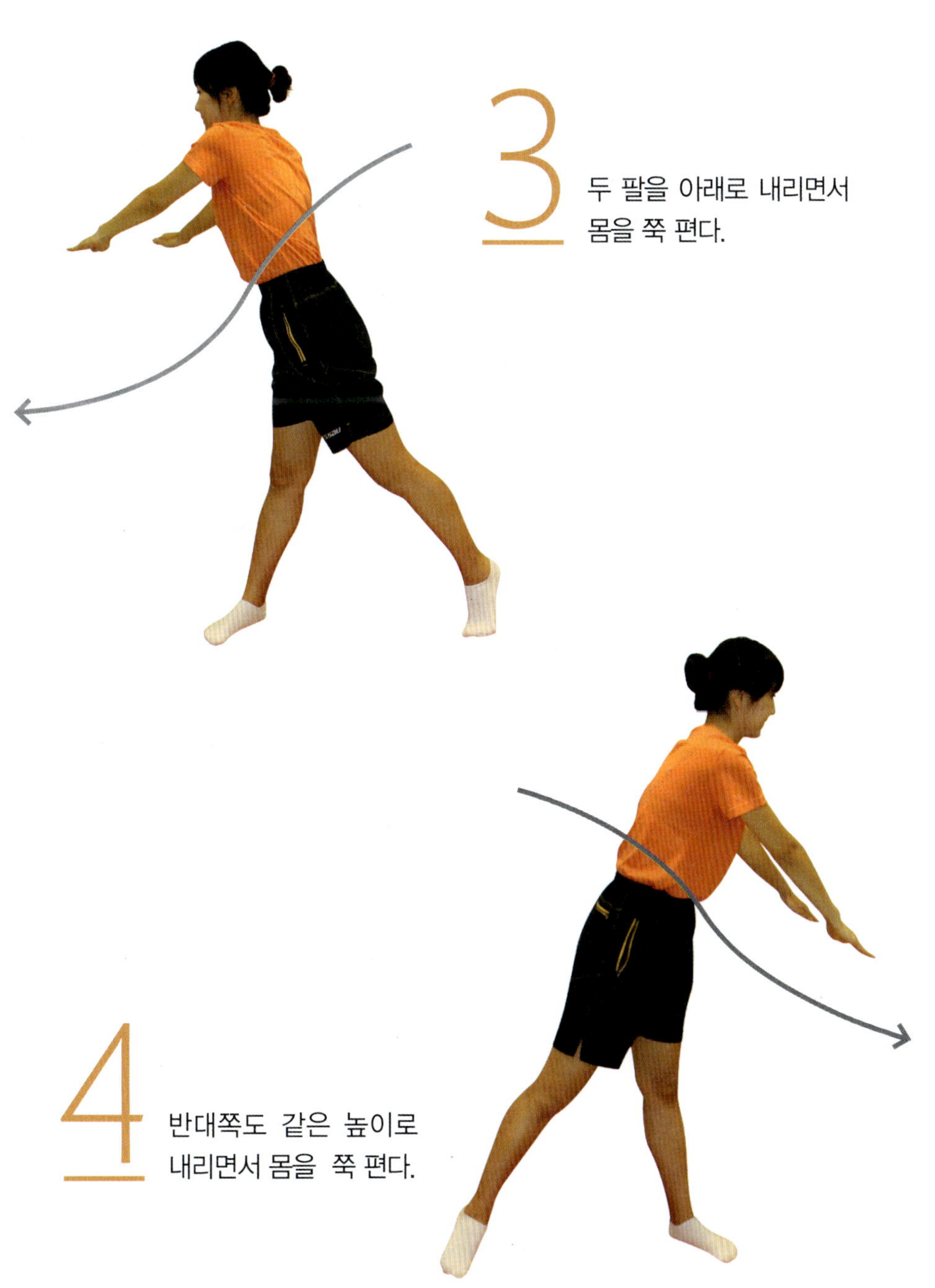

3 두 팔을 아래로 내리면서 몸을 쭉 편다.

4 반대쪽도 같은 높이로 내리면서 몸을 쭉 편다.

날씨에 민감한
척추 건강 지키기

척추는 날씨에 민감하게 반응한다. 한여름 불볕더위를 식히는 소나기는 꼭 필요한 존재이지만, 척추질환을 앓고 있는 사람에게는 그야말로 반갑지 않은 손님일 수 있다.

우리 주변에는 비가 오면 여기저기 쑤시고 아프다고 호소하는 사람들이 많은데, 실제로 이들의 척추나 관절은 기상청보다 정확하게 날씨에 반응한다. 비가 오면 허리가 아픈 이유는 기압과 습도 때문인데, 일반적인 날씨에서는 대기압과 관절 내의 압력이 평형을 유지하지만 대기압이 낮아지는 장마철에는 관절 내의 압력이 상대적으로 높아지면서 관절에 물이 차 혈액순환이 어려워진다. 이로 인해 신경 주변의 염증이 증가해 허리 통증이 심해지는 것이다.

여름에 사용하는 냉방기 역시 척추에는 좋지 않은 영향을 미친다. 과도하게 냉방기를 사용하면 기온과 기압이 떨어져 통증을 유발하기 때문이다.

척추 건강은 더운 여름이 아니라고 안심할 수 없다. 가을철 갑자기 기온이 뚝 떨어지면 혈관이 수축되면서 혈액량의 공급이 줄어들기 때문에 척추 주위의 근육이나 인대가 수축되고 경직되어 제 기능을 하기 어렵게 된다. 근육이 부드럽지 못하고 경직된 상태에서 몸을 움직이면 근육이 놀라 척추에 나쁜 영향을 미친다.

겨울철 갑자기 몰아치는 한파도 척추 건강을 위협한다. 한파가 몰아치면 두꺼운 옷으로 추위를 막기 때문에 몸의 움직임이 둔해져 낙상 사고가 빈번하게 일어나기 때문이다. 특히 나이 든 어르신들의 낙상 사고는 매우 위험하다. 뼈가 노화된 상태여서 사고는 그대로 척추압박골절로 이어진다. 낙상 사고 후 등이나 허리 등을 움직이기 힘들고 요통이 심하며 숨쉬기조차 어려워진다면 척추압박골절을 의심해봐야 한다.

추운 겨울이 지나고 따뜻한 봄이 왔다고 해서 무리하게 척추를 사용하다 보면 곤란한 상황에 맞닥뜨리게 된다. 추운 겨울에 상대적으로 활동량이 적어 척추와 관절의 근육이 약해져 있는 상태에서 갑자기 많은 활동을 한꺼번에 하면 여러 가지 척추질환이 발생하게 된다.

계절에 맞게 척추 건강을 지키는 법

장마철에 심해지는 요통을 방지하기 위해서는 실내 온도와 습도 조절에 신경 써야 한다. 여름철 실내 온도는 24~26도가 적정하고, 습도는 45~60퍼센트를 유지하는 게 좋다.

척추나 관절이 찬 기운에 노출되면 아픈 증상이 심해질 수 있으므로 에어컨 바람을 너무 세게 쏘이지 않도록 조절해야 한다. 허리가 약한 사람은 평소 얇고 긴 상의와 양말 등을 가지고 다니면서 체온을 유지하는 것도 방법이다. 특히 비에 발이 젖었다면 습기를 빨리 말려주고 따뜻하게 보온하여 혈액순환이 잘 되도록 해야 통증을 예방할 수 있다.

겨울철 낙상 사고에 대한 예방책은 평소 적당한 운동을 통해 뼈를 튼튼히 하고, 기초 체력을 단련하는 것이다. 외출할 때 춥다고 무조건 두꺼운 옷을 입으면 몸이 둔해져 낙상 사고에 쉽게 노출된다. 그보다는 얇은 옷을 여러 겹 입어서 활동성을 높이는 게 좋다.

춥다고 손을 주머니에 넣고 다니면 넘어질 때 더 큰 사고로 연결될 수 있으므로 반드시 장갑을 끼고 손을 내놓아 위기 상황에 쉽게 대처할 수 있도록 한다. 또한 미끄럼 방지 신발을 착용하고, 넘어지면 몸에 힘을 주면서 버티기보다는 과감하게 넘어지는 것도 부상을 줄이는 한 방법이다.

4 주부들을 위협하는 척추질환 예방법

여성은 척추를 지지해주는 근육의 양이 남성보다 3분의 2 정도의 수준이다 보니 척추질환이 더 쉽게 발생한다. 따리시 임신과 출산, 가사 노동을 낳이 하는 수부늘에게는 척추질환이 필연적으로 많이 발생할 수밖에 없다.

그 원인 가운데 하나는 임신이나 폐경 등에 따른 급격한 호르몬의 변화이다. 특히 폐경 이후 뼈를 만드는 기능을 활성화하는 에스트로겐의 분비가 급격히 줄어들고 체내의 칼슘과 미네랄이 빠져나가면서 생기는 골다공증은 뼈를 더욱 약하게 만든다. 이렇게 약해진 뼈는 가벼운 충격에도 쉽게 찌그러져 척추압박골절을 비롯한 여러 증상이 쉽게 발생한다.

높은 강도로 매일 반복되는 집안일도 주부의 허리 건강에 큰 부담을 준다. 쪼그려 앉은 채로 걸레질을 하거나 손빨래를 하는 일은 추간판에

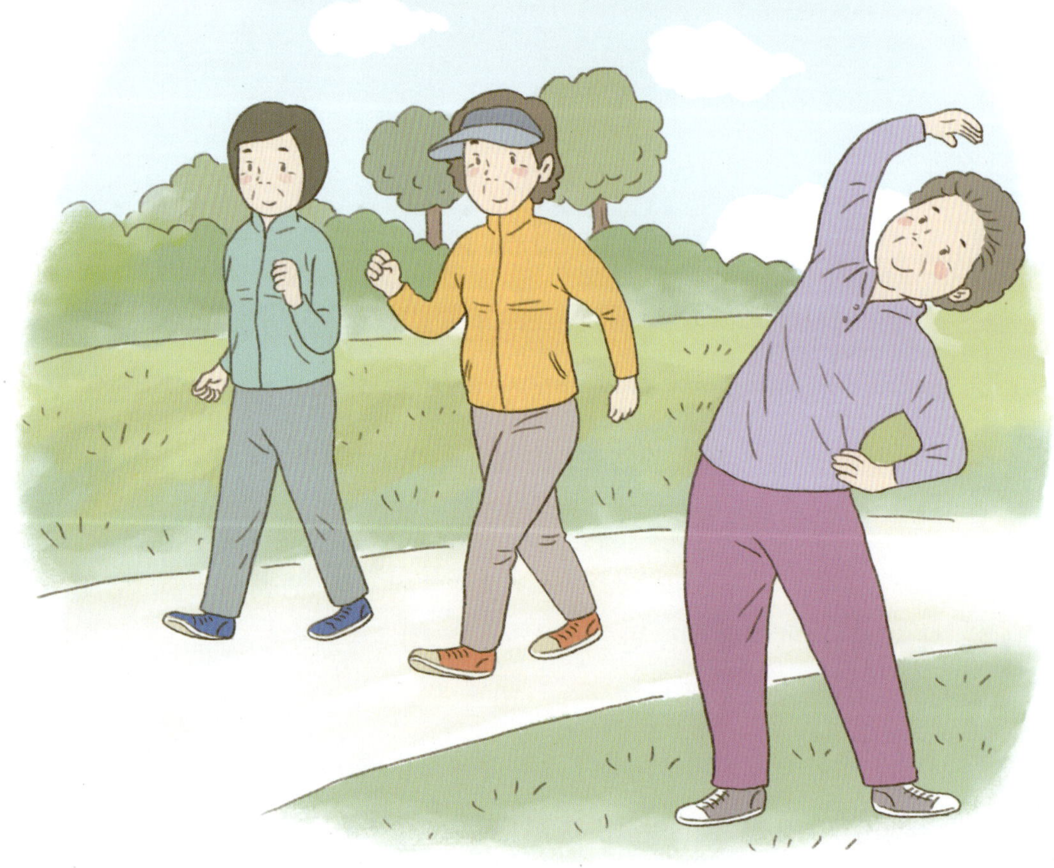

많은 부담을 주기 때문에 추간판탈출증이 생기기 쉽다. 명절, 김장철 이후 여성들에게 나타나는 허리 통증과 다리 저림 증상은 불편한 자세로 장시간 가사 노동을 한 이유가 크다.

건강한 허리를 위한 생활 예방

대부분의 집안일이 허리를 많이 쓸 수밖에 없는지라, 주부에게 무조건 허리를 꼿꼿하게 펴라는 조언은 별 도움이 되지 않을 것이다. 따라서 될 수 있으면 허리에 무리를 주지 않는 방법을 익혀 실천하는 것이 좋다.

설거지나 세탁기를 사용할 때는 어정쩡하게 허리를 굽혀 일하지 말고, 발 받침대를 이용해 높이를 조정하는 게 좋다. 다림질은 의자에 앉아서 할 수 있도록 다림질 받침대를 사용한다.

명절에는 바닥에 앉아서 많은 일을 해야 하기 때문에 특히 허리에 부담이 많이 갈 수 있다. 따라서 될 수 있으면 의자에 앉아서 하도록 한다. 만약 상황이 여의치 않다면 10분마다 자세를 바꾸거나 자주 스트레칭을 해 근육을 이완한다.

무거운 물건은 절대 혼자 들어 올리지 말고, 허리를 많이 사용한 후에는 충분한 휴식과 함께 찜질 등으로 뭉친 근육을 풀어주도록 한다.

갱년기 이후 찾아오는 여성의 골다공증 극복하기

우리나라 65세 이상의 여성 가운데 3분의 1이 갖고 있다는 골다공증을 예방하기 위해서는 칼슘이 풍부한 음식을 섭취하고, 자주 햇볕을 쬐며 운동해야 한다. 갱년기가 지난 후에는 매년 골밀도 검사를 받아 미리미리 골다공증을 예방한다.

일부 여성은 살을 빼기 위해 '원푸드 다이어트' 등을 하기도 하는데, 이처럼 영양소를 급격히 제한하는 방법은 필요한 영양소의 부족으로 뼈의 골밀도를 낮게 하므로 좋지 않다.

5 청소년기에 나타나는
척추측만증 예방하기

척추측만증은 척추가 앞에서 보았을 때 곧지 않고 'C'자나 'S'자로 휘어져 있는 증상이다. 잘못된 자세로 장시간 앉아 있을 경우 많이 생기는 증상으로 성상기에 많이 나타난다. 성장기에 척추측만증을 앓게 되면, 키가 크면서 허리도 같이 휘기 때문에 자세가 틀어지고 통증이 유발되어 오랜 시간 앉아 있기 힘들어진다.

척추측만증은 어느 순간 갑자기 발생하는 것이 아니라 서서히 진행되는 증상이기 때문에 변형이 눈에 띄게 진행되어야 알 수 있다. 바르게 섰을 때를 기준으로 어깨 높이가 다르거나 한쪽 등이 튀어나오는 경우, 허리 높이가 다른 경우, 한쪽 신발 바닥만 유난히 많이 닳은 경우, 오래 서 있거나 앉아 있을 때 요통을 호소하는 경우라면 척추측만증을 의심해보아야 한다.

성장기 아이들의 척추 변형이 무서운 것은 척추가 잘못된 상태로 키와 뼈대가 계속 자란다는 점이다. 척추가 변형되는 것을 조기에 발견하지 못해 제때 치료를 받지 못하면 디스크와 관련된 질환은 물론이고, 변형된 척추가 신경이나 내장 기관에까지 영향을 미칠 수 있다.

어릴 때부터 바른 자세가 중요

다행히 척추측만증은 조기에 발견하면 치료가 쉽다. 아직 제대로 성장이 끝나지 않은 아이들이라 바른 자세와 적절한 치료를 통해 교정이 가능하기 때문이다.

먼저 책상 앞에 앉아 있는 시간이 한 번에 50분을 넘기지 않는 것이 중요하다. 50분을 앉아 있었다면 5~10분간 반드시 허리와 목을 스트레칭한다. 누워서 TV를 본다거나 바닥에 엎드려 책 보기, 턱을 괴고 있거나 다리를 꼬는 것 역시 삼가야 한다. 팔짱을 끼는 습관, 책상에 엎드려 자는 습관, 가방을 한쪽으로만 메거나 장시간 스마트폰을 하는 것도 척추를 변형시키고 아프게 한다.

실내에서 지내는 시간보다 바깥 활동을 충분히 할 수 있는 시간을 갖는 것도 중요하다. 좋아하는 운동을 마음껏 하고, 하루에 30분 이상 걷기, 자전거 타기 등 규칙적인 운동으로 뼈와 인대, 근육을 튼튼하게 한다.

의자를 이용한 전신 밸런스 운동

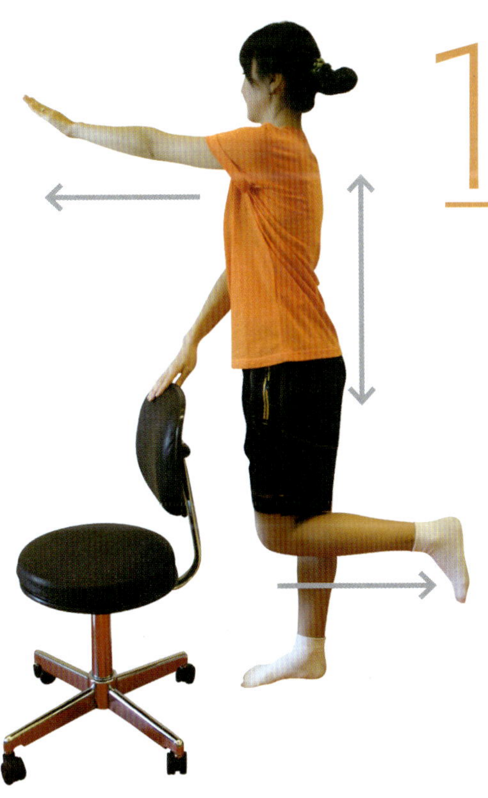

1 오른손으로 의자 등받이를 잡아 균형을 잡은 다음 왼팔을 앞으로 뻗는다. 중심을 잡으면서 왼발을 든다.

2 균형을 잡은 채로 전신이 스트레칭될 수 있게 왼팔과 오른발을 쭉 뻗는다. 반대편도 동일한 방법으로 스트레칭한다.

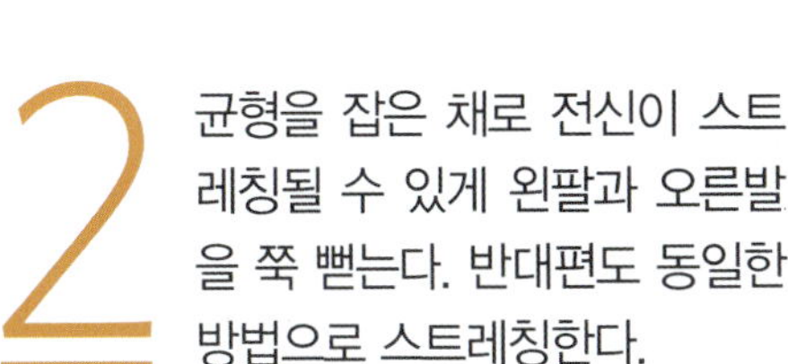

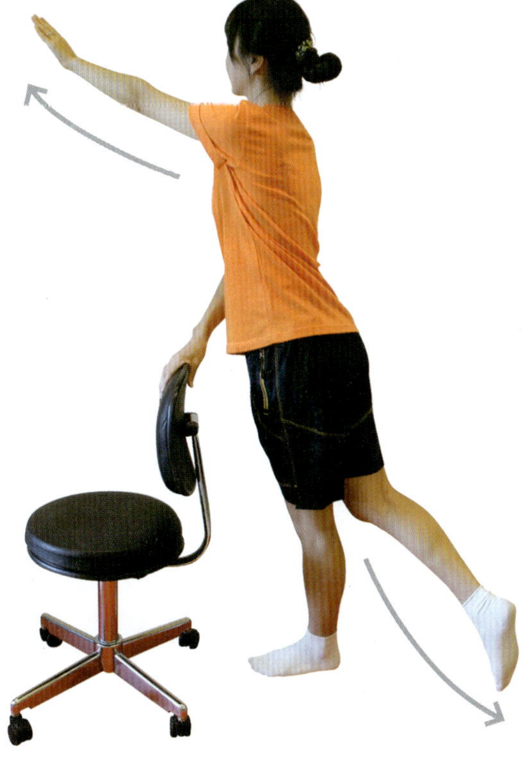

비수술 치료로 새로운 삶을 되찾아 밝게 웃는 모습은

언제나 의료진을 뿌듯하게 한다.

허리가 건강해야 인생이 행복하다!

수시로 찾아오는 고통 때문에 힘겨워했던 환자들이

비수술 치료로 새로운 삶을 되찾아 밝게 웃는 모습은

언제나 의료진을 뿌듯하게 한다.

허리가 건강해야 인생이 행복하다!

6 Part

이제
살 것 같아요!

1 세 번째 재발한
척추질환을 잡았어요!

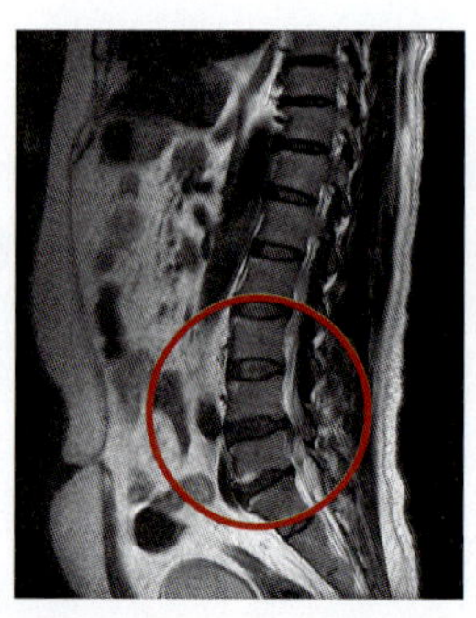

박명기(가명)

52세(남)

추간판탈출증 / 경막외내시경레이저시술

시술 전_ 요추 4, 5번의 추간판 탈출로 좌측 요추

5번 신경이 눌리고 있다.

저는 7년 전부터 허리디스크로 통증을 느끼기 시작해 참을 수 없을 만큼 큰 고통을 겪게 되었습니다. 요추 4번과 5번에서 추간판이 탈출하고 수핵이 흘러 나와 신경을 누르는 상태였기 때문에 24시간 아팠습니다. 잘 때도 아프고, 걸을 때도 아프고, 앉아 있어도 아파서 사는 게 힘들 정도였습니다. 저린 증상은 주로 왼쪽에서 나타났는데, 왼쪽 엉덩이부터 발등까지 모두 저렸습니다.

첫 번째와 두 번째 발병했을 때는 한방치료와 물리치료로 호전될 수 있었습니다. 그때는 시간은 물론이고, 치료비도 굉장히 많이 들었습니다. 생각해보면 한방치료와 물리치료로 치유가 된 것인지 시간이 흘러서 자연적으로 치유가 된 건지 잘 구분이 되지 않습니다. 치료가 부분적으로 효과는 있었지만 저림 증세를 결정적으로 없애지는 못했기 때문입니다. 그렇게 지속적으로 고통받다가 세 번째로 발병을 한 것입니다.

연세바른병원은 우연히 알게 되었습니다. 사당동에서만 45년 정도를 살았는데, 멀지 않은 곳에 새로 척추전문 병원이 개원했다는 소식을 접한 것입니다. 원장님들의 프로필이라든가 그동안 어떤 종류의 수술을 해왔는지를 인터넷에서 보고 '아, 여기에 도움을 청해보면 좋겠구나' 하고 있던 차에 재발이 되었습니다.

7년 동안 지독한 고통을 겪으면서도 레이저 시술이라는 건 꼬리뼈 쪽만 하는 줄 알았습니다. 그런데 꼬리뼈를 포함해 옆으로도 같이 시술을 하고 보니 결과가 훨씬 깨끗하다는 느낌을 받았습니다. 시술 전에는 못 견딜 정도로 아팠는데 지금은 저림 증세도 없고 굉장히 상태가 좋습니다. 저를 시술해주신 분은 이상원 원장님이었는데, 친절하고 신뢰가 가는 분이었습니다. 사실 사람이 오래 아프다 보면 믿음이 쉽게 생기지 않는데, 이상원 원장님은 처음 볼 때부터 믿음이 갔습니다. 처음 상담을 할 때 레이저 시술에 대한 설명을 쉽게 잘 해주셨기에 제 몸을 믿고 맡길 수 있었고, 시술 후 저림 증세가 없어지니 더욱 신뢰감이 생겼습니다.

저는 아쉽게도 7년이라는 세월을 참아왔지만 다른 분들은 저처럼 참으
면서 고통받지 마시고 빨리 상담하셔서 좋은 치료를 받으실 수 있기를
바랍니다.

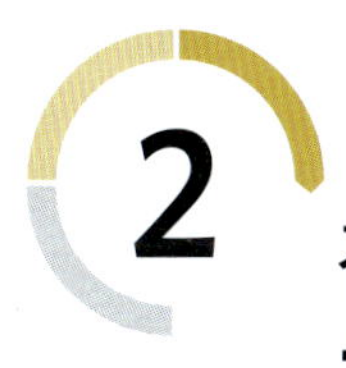

2 친절한 모습에 편한 마음으로
치료받았습니다

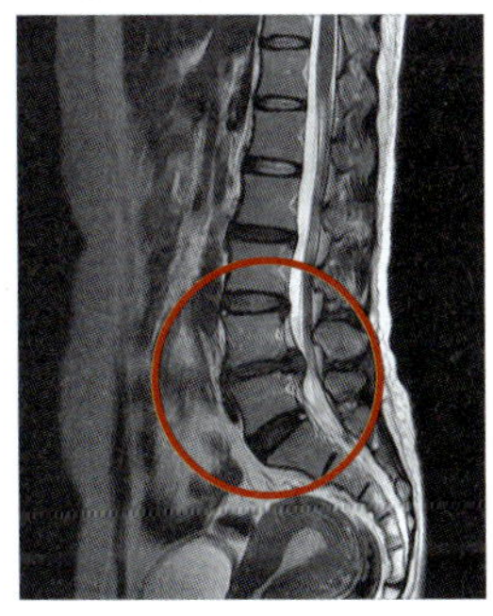

김순영(가명)

40세(여)

파열성 추간판탈출증 / 경막외내시경레이저시술

시술 전_ 요추 4, 5번의 추간판이 파열되어 빠져
나온 수핵이 신경을 누르고 있다.

작은 규모의 병원에서 10년이 넘게 치료를 받아왔는데, 그곳에서는 제가
아픈 이유를 찾지도 못했습니다. 그때 디스크가 터진 것이었는데, 그것
도 모르고 두 달 넘게 치료를 받으러 다녔습니다.

시간이 흘러 허리가 다시 아파 다른 병원에 입원을 했더니, "예전에 디스
크가 터졌었네요"라고 하더군요. 그러니까 저는 원인도 잡아내지 못하는
곳에서 10년 넘게 치료를 받은 셈인데, 원인이 뭔지 모르는데 치료가 제

대로 되었을 리 없습니다.

그동안 허리가 아프다 보니 언제나 통증에 대한 부담감을 안고 살았습니다. 그러던 차에 또 허리쪽 디스크가 터진 것입니다. 피부가 찢어지는 듯한 느낌 때문에 밤새 한숨도 못 잤고, 통증이 말도 못하게 심했습니다. 견디기 힘들어 진통제를 먹었지만 아무 소용이 없었습니다. 그렇게 밤을 보내고 무작정 아침 일찍 연세바른병원을 찾았습니다.

진찰을 받자마자 디스크가 터졌고, 이에 적합한 시술을 해야 한다는 얘기를 들었을 때 부담감이 없지 않았습니다. 시술 후 허리가 잘 굽혀지지 않더라는 이야기도 있었고, 특히 어머니가 걱정을 많이 하셨기 때문입니다. 어머니께서는 수술이나 시술 같은 건 절대 하면 안 된다고 하셨는데, 당장 너무 아프다 보니 다른 방법은 생각할 여유가 없었습니다.

면담할 때 조보영 원장님께서 비수술 치료를 하면 금방 일어설 수 있고 통증도 없을 거라고 하셨습니다. 솔직히 10년을 아파왔던 터라 긴가민가 했는데, 지금은 '정말 하기를 잘 했구나' 하고 있습니다.

시술을 끝내고 나와 정신을 차리고 보니 신기하게도 정말 통증이 없어졌습니다. 이제 시술한 지 두 달 정도 되어 가는데, 지금은 정말 괜찮아져서 행복합니다.

연세바른병원은 시술 전부터 편안하게 대해주고 믿음을 주시는 점이 다른 병원과 많이 달랐습니다. 무엇보다 원인도 제대로 찾아내지 못하던 곳과는 달리, 그동안 어디에 어떤 통증이 있었을지까지 파악하고 계셔

서 놀랐습니다. 제 아픈 마음과 몸을 진심으로 이해하고 치료해주셔서
고마운 마음입니다.

저와 같은 통증으로 고생하고 있는 분이 계시다면, 걱정하지 말고 시술
을 받아 고통에서 벗어나라고 이야기하고 싶습니다.

3 비가 와도 이제는 활력이 돌아요

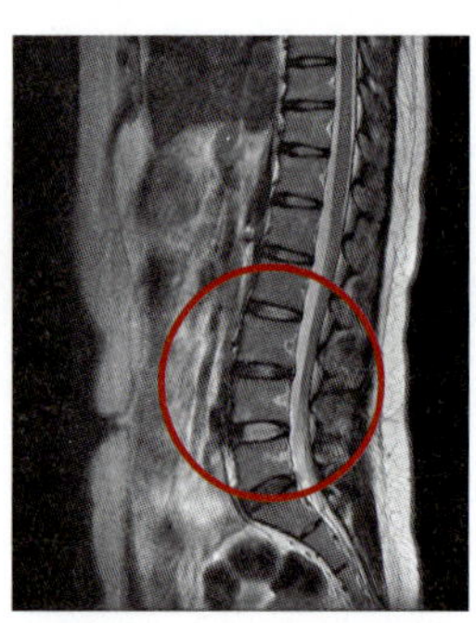

저는 추간판탈출증이 있었습니다. 요추 3번과 4번 사이, 요추 5번과 천추 1번 사이, 이렇게 두 군데에 문제가 있었습니다. 아이를 낳고 척추가 틀어져 있었는데, 걸레질을 할 때 아들이 그만 제 위로 도움닫기를 해서 말타기를 한 것입니다. 이후에 일어나 조금 걸었더니 다리가 저렸습니다. MRI 검사를 받았더니 추간판탈출증이라는 진단이 나왔습니다.

수시로 다리가 마비되고 저려서 주사를 맞았습니다. 그러나 시간이 조금만 지나면 다시 통증이 밀려왔습니다. 특히 비가 오면 일어나기 힘들고 아파해서 남편과 애들이 저를 보고 기상청이 따로 없다고 할 정도였습니다. 심지어 새벽에 깬 둘째 아이에게 물을 가져다주면서 "엄마가 왜 이렇게 아플까?" 하면, 아들은 두말 않고 베란다로 가 문을 열어보았습니다. 그러면 밖에는 백발백중 비가 내리고 있었습니다. 우리 가족은 '엄마가 아프면 비가 오는구나' 할 정도였습니다.

좋다는 것은 다 해봤습니다. 벌침이나 봉침, 약침 같은 것도 많이 맞아봤는데, 맞을 때뿐이었습니다. 그때는 좀 괜찮다가도 금세 원래대로 되돌아가고 말았습니다. 교정도 많이 했고, 스포츠 마사지나 다른 마사지도 많이 받았는데 모든 게 잠시뿐이었습니다. 통증을 잠시 멈추게만 할 뿐 근본적인 치료를 하지 않았기 때문인 것 같습니다.

주사도 한 번 맞는다고 낫는 게 아니니까 아플 때마다 몇 개월에 한 번씩 맞는 상황이 반복되었습니다. 다리가 저리다고만 하면 주사를 맞으라고 하니 나중에는 정말 주사 맞기가 싫어졌습니다. 신경주사라 맞는 것 자체도 참 힘이 들었습니다. 그러다 보니 매번 주사를 맞으면서 '이걸 언제까지 계속 해야만 하나?' 하는 허무한 생각이 들었습니다.

그러다 지인 한 분이 척추전문 병원이 생겼다고 가보라고 소개했습니다. 하도 많은 병원을 다니다 보니 사실 큰 기대는 없었습니다. 그래도 척추전문 병원이라니까 혹시나 하는 마음에 방문하게 되었습니다.

병원을 찾은 첫날 원장님이 시술 부위를 확인하기 위해 주사를 맞자고 하셨습니다. 사실 며칠 전 허리에 주사를 맞은 터라 맞기 싫은 마음에 솔직하게 이야기했습니다. 그랬더니 원장님이 꼬리뼈 쪽으로 주사를 맞아보자고 하셨습니다. 맞을 때는 좀 아팠는데, 그리고 나서 내려오는데 바로 다리 저림이 없어졌습니다. 증상의 변화를 보시더니 원장님께선 어느 부위에 문제가 있는지 아셨다면서 바로 시술해도 되겠다고 하셨습니다. 그래서 금요일에 진단을 받고 월요일에 시술을 받기로 결정했습니다. 면담을 통해 믿음이 생긴 터라 시술에 대한 걱정도 크게 되지 않았습니다. 결혼하기 전에는 비를 참 좋아했는데, 아프게 된 뒤로는 비 오는 날이 세상에서 가장 싫었습니다. 이제는 다시 비 오는 날이 괜찮아졌습니다. 이 정도면 살 것 같기 때문입니다. 이렇게만 살면 괜찮겠다 싶을 정도로 활력이 돌고 있습니다. 원장님께 진심으로 감사드리고, 관리를 잘 해서 다시는 아프지 않게 살고 싶습니다.

이번 치료를 통해 아픈 사람은 병원을 잘 선택해야 된다는 사실을 다시 한 번 뼈저리게 느꼈습니다. 좋은 병원은 환자의 아픔을 진심으로 느끼고 치료해주는 곳이라는 생각도 하게 되었습니다. 통증으로 힘들어하는 모든 분들이 자신에게 잘 맞는 병원을 찾아서 저처럼 고통 없이 생활할 수 있게 되었으면 좋겠습니다.

4 5분 만에 시술하고
다 나아서 너무 신기합니다

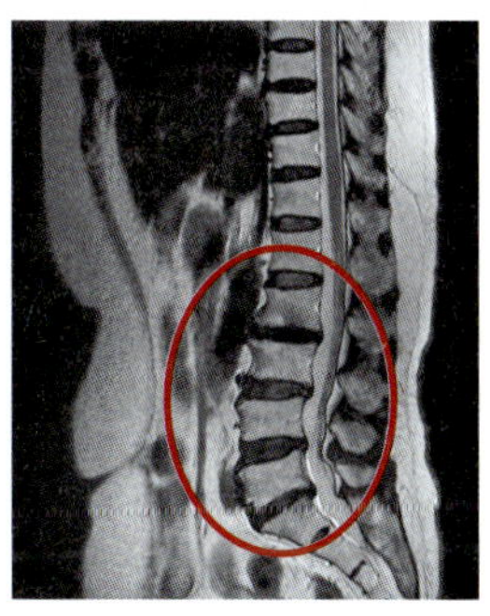

오금순(가명)

64세(여)

요추협착증 / 신경성형술

시술 전_ 팽윤된 추간판과 돌출된 인대로 인해 요추 신경관이 좁아져 있다.

5~6년 전부터 허리가 아프고 다리가 저리기 시작하더니 시간이 흐를수록 심해졌습니다. 오래 서 있거나 걸으면 시큰하고 많이 아팠습니다. 특히 아침에는 통증이 심해서 한참이 지난 후에야 겨우 일어날 수 있었습니다. 힘을 줘서 20분 정도는 돌아다녀야 온몸이 괜찮아졌습니다.

그런데 시간이 지날수록 점점 더 증상이 심해졌습니다. 허리도 허리지만 다리가 아기 낳을 때처럼 시큰시큰하고 당기는 느낌이 났습니다. 물리치료도 받고 한약도 먹고 침도 맞아보고, 좋다는 건 안 해본 게 없었지만 효과는 별로였습니다.

그러다 우연히 딸아이가 '여론조사 1위'라는 병원을 알아 와서 제게 추천해주었습니다. 그게 바로 연세바른병원이었습니다. '한 번 가야지' 마음만 먹고 있었는데, 이번에 큰맘 먹고 진찰을 받으러 갔다가 신경성형술을 하게 된 것입니다. 처음에는 시술이 수술과 같은 것인 줄 알고 잔뜩 긴장했는데, 생각보다 너무 간단해서 깜짝 놀랐습니다. 특히 설명을 굉장히 잘해주셔서 쉽게 수긍이 갔습니다.

잘 일어나지도 못할 텐데 이 시술은 5분 정도밖에 걸리지 않고, 그날 저녁 바로 집에 갈 수도 있다고 해서 '정말 그렇게 신기한 게 있을까?' 생각했습니다. 그러던 제가 시술을 끝내고 그날 저녁 걸어서 집으로 갔습니다. 그랬는데도 다리에 당기는 통증이 없었습니다. 하루 저녁 자고 일어났더니 더 멀쩡해져서, '이렇게 돌아다녀도 정말 괜찮을까?' 싶을 정도가 되었습니다. 참 신기한 일입니다.

저처럼 아픈 분이 있다면 고민하지 말고 일단 치료를 받아보라고 말하고 싶습니다. 치료를 받고 나면 제가 어떤 느낌을 얘기하는지 알 수 있기 때문입니다. 이렇게 아픈 곳을 금방 낫게 해주는 곳은 처음 봤습니다.

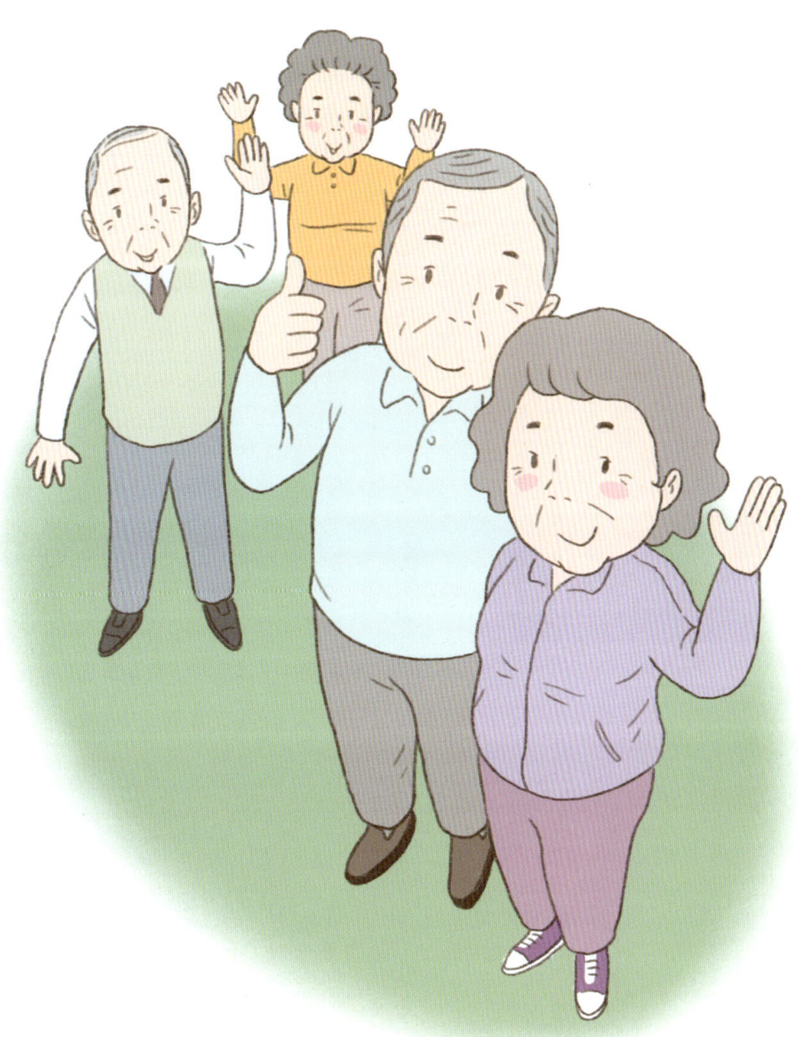

5 환자를 행복하게 하는 병원이에요

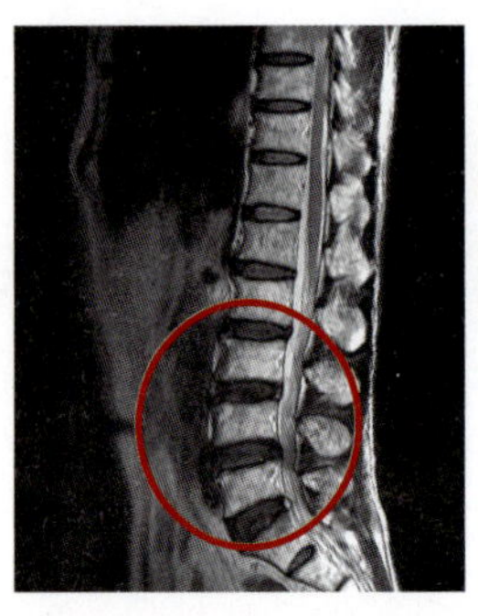

김흥식(가명)

60세(남)

척추관협착증 / 신경성형술

시술 전_ 요추 4, 5번의 추간판이 돌출되고 신경관이 좁아져 있으며 요추 5번, 천추 1번 사이에는 섬유륜 파열을 동반한 추간판탈출증이 있다.

허리가 아파 아주 오래전부터 고생을 했습니다. 제가 지금 환갑이 지났는데 중학교 때부터 허리가 안 좋았으니 50년 가까이 허리 통증과 싸워 온 셈이지요. 군대 생활하면서 더 안 좋아졌는데, 현장생활로 무리를 하다 보니 더더욱 나빠지게 된 것입니다. '병원에 가야지, 가야지' 하지만 어디가 부러질 정도로 아프지 않으면 병원 근처에도 잘 가지 않게 되는 게 우리네 삶인 거 같습니다.

2년 전쯤 강릉에 있을 때에도 다리가 당기고 아파 병원을 찾았습니다. 그때는 지금처럼 심하지 않아서 시술은 하지 않고 물리치료만 몇 번 받았습니다. 그런데 몇 달 지나니까 다리가 너무 당기고 아파서 거의 기어 다녀야 할 정도가 되었습니다. 버스를 타면 앉아 있는 게 너무 힘들다 보니, 어느 순간 제가 버스 안에서 몸부림을 치고 있었습니다. 그럴 때마다 당연히 버스 안 사람들이 이상한 눈으로 저를 쳐다보았습니다.

앉아 있지를 못하니까 밥 먹을 때도 몸을 뒤틀고 있어야 했는데, 그 고통은 겪어보지 않은 사람은 정말 알 수가 없습니다. 겉으로 표시가 나지 않으니 남들은 절대 모를 수밖에 없는 고통이었습니다.

몸의 고생도 고생이지만 갈수록 통증이 심해졌습니다. 현장에서 일을 하다 보니 고통이 더 심해졌습니다. 나중에는 엉덩이가 빠질 거 같고, 다리가 뒤틀리니까 버스를 타면 5분 이상 앉아서 가기가 힘들었습니다. 견디다 못해 114로 문의를 했는데, 그때 천만다행으로 연세바른병원을 알게 되었습니다.

조보영 원장님은 여러 검진을 하시더니 척추관협착증이라고 하셨습니다. 시술을 하면 금세 낫는다고도 했습니다. 수술도 아니고, 10분가량 진행되는 시술 정도만으로 정상적인 생활을 할 수 있다고 해서 깜짝 놀랐습니다. 아무리 의학이 발달했다고 해도 수십 년간 고생한 허리를 10분 만에, 그것도 칼자국 하나 없이 없애준다니 그걸 어떻게 믿겠습니까? 지푸라기라도 잡는 심정으로 원장님 말을 따랐습니다.

다음날 시술을 하는데 정말 10분 정도밖에 걸리지 않았습니다. 오전 10시쯤에 부분 마취를 하고 시술했는데, 점심시간에 부분 마취가 깨고 나서는 걸어 다녔습니다. 갑자기 좋아지니까 오히려 이상할 정도였습니다. 이제는 제가 일을 하고 있으면 사람들이 다들 놀랍니다. 허리 수술을 한 사람이 현장 일을 하고 있으니 놀라는 것도 당연합니다. 그러면 전 말합니다. 이젠 아무 이상 없고 거짓말처럼 활동하기가 좋다고. 그러면 전부 반신반의하면서 위험하다고, 안 된다고, 일하지 말라고 합니다. 전 집에 가만히 있지 못하는 성격이라 일을 해야 합니다. 아니, 이렇게 멀쩡한데 일을 안 한다는 게 더 우습지 않겠습니까?

병원에서 치료를 받으면서 느낀 것인데, 병원 사람들이 전부 잘 웃으셨습니다. 원장님은 물론이고 간호사 분들과 청소 아주머니까지 다들 웃으며 생활하는 병원이다 보니 더 좋은 기운이 넘치는 것 같습니다.

친구들에게도 알려
같이 건강해지고 싶어요

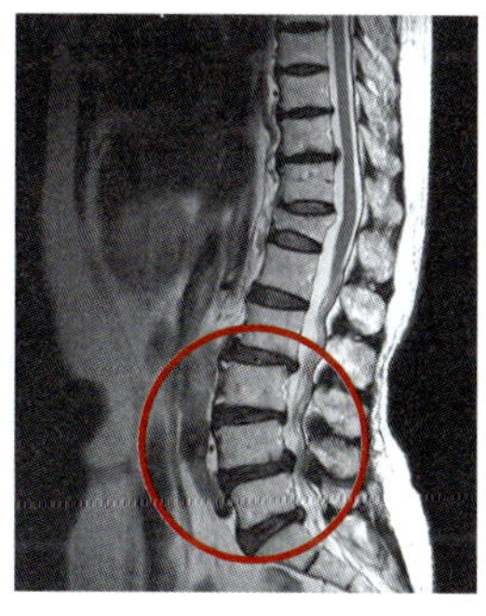

이영선(가명)

78세(여)

척추관협착증 / 경막외내시경신경성형술

시술 전_ 추간판탈출증을 동반한 요추관협착증으로 요통 및 간헐적 파행이 나타난다.

강원도 시골에 사는데, 서울에 사는 친구가 정말 좋은 병원이 있다고 소개를 해서 오게 되었습니다. 저는 그당시 허리부터 다리를 잡아당기는 듯한 느낌이 있어서 걷기가 힘들었습니다.

시골에서 정형외과를 다니며 물리치료만 계속 받았는데 효과가 하나도 없었습니다. 그런 저를 보다 못한 친구가 소개한 병원이 연세바른병원이었습니다.

처음 원장님을 만났을 때 인상이 정말 좋았습니다. 게다가 아주 친절하셔서 마음이 편안해지는 기분이었습니다. 원장님의 진단에 따라 시술을 하고 났더니 언제 아팠냐고 할 정도로 깨끗하게 나았습니다. 이젠 걷는데 아무 지장이 없을 정도입니다.

병원 분들께 친절하게 해주셔서 정말 감사하다는 말을 전하고 싶고, 특히 원장님께 감사드립니다. 이젠 제 걸음이 날아갈 것 같이 가볍고 편안해졌습니다. 제 나이가 이제 곧 80인데, 그러다 보니 친구들 가운데 아픈 이들이 많습니다. 제 친구들에게도 알려서 같이 건강해졌으면 좋겠습니다.

저리고 불편한 다리가
싹 나았습니다

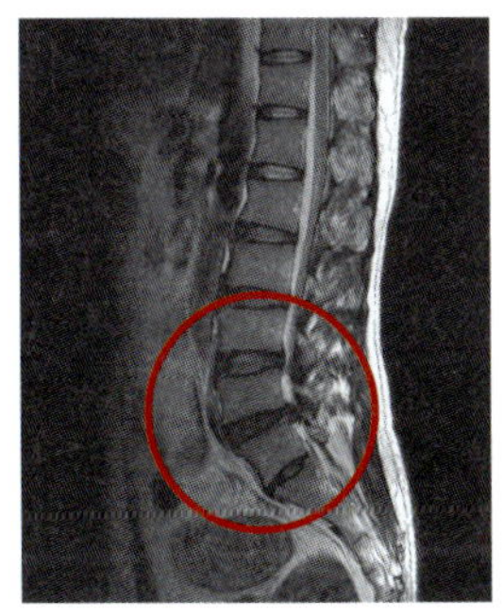

오진태(가명)

39세(남)

파열성 추간판탈출증 / 경막외내시경신경성형술

시술 전_ 요추 5번과 천추 1번 사이 추간판이 돌출
되어 좌측 천골신경이 눌리고 있다.

언젠가부터 다리가 너무 많이 당기고 아파 오래 앉아 있기 힘들고, 그러
다 보니 운전하는 것도 불편해졌습니다. 병원을 찾다가 처남댁의 추천으
로 이곳을 택했습니다. 그저 다리가 당겨서 온 것인데, 검사를 받아 보니
허리에 추간판탈출증이 있다는 진단이 나왔습니다.

장시간 앉아서 일을 하다 보니 다리가 저려 일상생활을 하는 데 불편한
점이 많았는데, 시술 후 그런 점이 없어져 너무 좋습니다. 큰 통증도 없

다 보니 정말 만족하고 있습니다.

큰 처남댁도 이 병원에서 시술을 받은 적이 있는데, 좋은 곳을 소개해줘서 정말 고맙다고 말하고 싶을 정도입니다. 시술 전에는 아무리 간단한 시술이라도 태어나 처음 받는 것이니 살짝 두렵기도 했습니다. 하지만 워낙 인상도 좋고 실력도 있으신 원장님이라 믿고 맡기니 결과가 더 좋았던 것 같습니다.

친절하고 깔끔한 병원 시설 덕에 지내는 데 불편함이 하나도 없었습니다. 저처럼 아픈 사람들을 많이 낫게 해주셨으면 좋겠습니다.

아픈 분들은 오래 참으면 정말 안 좋으니까 억지로 참지 마시고, 작은 증상이라도 빨리 치료하는 게 쉽고 빨리 완치에 다가갈 수 있는 지름길이란 사실을 잊지 않으셨으면 좋겠습니다. 더 많이 아플 때까지 방치하지 말고, 자신의 몸은 스스로 챙기시길 바랍니다.

8 평소 생활습관의 중요성을 깨달았습니다

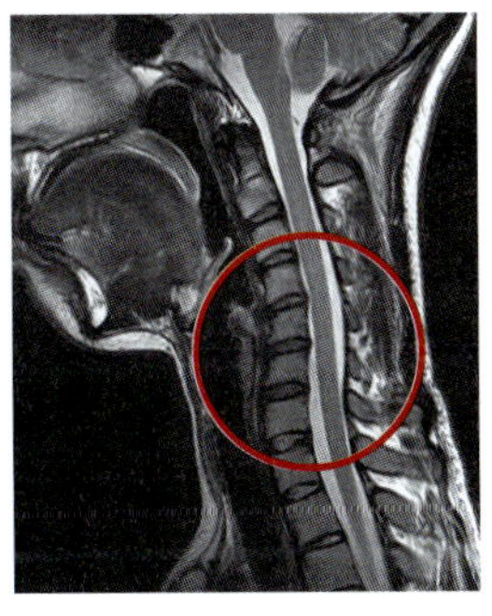

손은주(가명)

25세(여)

상세 불명의 목뼈 원판 장애 / 경피적 경막외신경
성형술

시술 전_ 경추후측만증으로 추간판의 퇴행이 진행
되고 추간판이 돌출되었다.

평소 허리와 목이 불편했지만 그러다 말겠지 했습니다. 증상이 자주 반복되어도 심각할 거라 생각하지 못하고 넘어가기도 했습니다. 그런데 어느 날 도저히 참기 어려운 통증이 몰려왔습니다. 병원에 가기 위한 준비에만 장장 3시간이 걸릴 정도로 몸을 움직이기가 힘들었습니다. 가까운 병원에 겨우 도착해 진찰을 받아 보니, 제 목이 '거북목'이라고 하더군요. 난생처음 듣는 말에 가슴이 덜컥 내려앉을 정도로 놀랐습니다. 증세가

심각하면 어쩌나 노심초사하던 차에 연세바른병원에서 치료를 잘 받은 친척 분이 있어서, 다음날 바로 병원에 갔습니다.

이상원 원장님의 친절한 설명에 불안한 마음이 많이 누그러지더군요. 그래서였는지 처음 MRI와 체온검사, 3D 스캔을 할 때에도 신기하다는 생각만 하며 임할 수 있었습니다.

사실 척추질환 치료와 관련해 워낙 인터넷에 이런저런 이야기가 떠돌아 걱정이 없던 것은 아니었지만, 마음을 편안하게 갖고 시술을 받았습니다. 시술하는 동안에는 솔직히 기분이 좋을 수 없었습니다. 척추 안에 주사를 놓는 것이니까요. 무의식 중에 '아, 도대체 뭐 이런 기분이 다 있지?' 했던 것 같습니다.

시술 내내 선생님은 제 기분이 어떤지, 느낌이 어떤지 세심하게 체크해 주셨습니다. 기분이 묘하기는 했지만 소리를 지르거나 눈물을 흘릴 정도로 아프지는 않았습니다. 엎드린 상태로 시술을 받은 후 제대로 눕혀져 이송되는데, 벌써 뭔가 시원하고, 언제 아팠나 싶은 게 웃음이 나고 기분이 좋았습니다.

입원해 계신 다른 분들에 비해 심각하지 않은 증상이었지만 젊은 나이라 걱정은 더 많았던 것이 사실입니다. 하지만 큰 어려움 없이 하루 만에 검사, 시술, 입원 절차를 마친 것 같습니다. 처음 겪는 일이라 무섭고 당황하기는 했지만 나쁜 자세와 생활습관에 대해 경각심을 갖는 좋은 기회가 되었습니다.

9 다리 저림 증상 없이 정상적인 일상생활을 할 수 있습니다

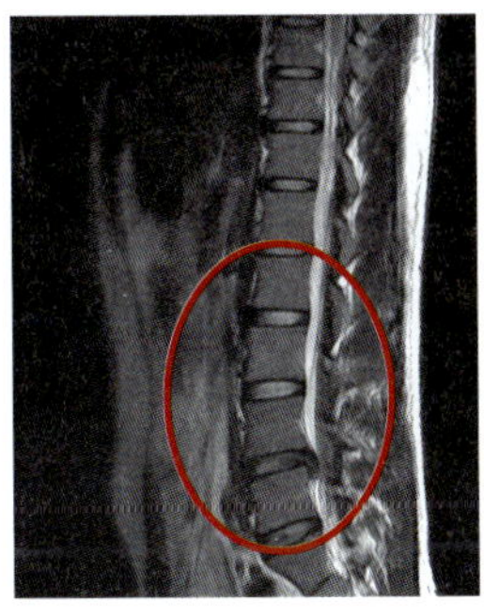

김종식(가명)

32세(남)

요추부 추간판탈출증 / 고주파수핵감압술

시술 전_ 요추 4, 5번 사이 디스크가 파열되면서
일부가 분출되어 흘러내렸다.

저는 오른쪽 엉덩이부터 다리에 이르는 부분의 통증과 저림 증상으로 1년
여 동안 고생했습니다. 바닥에 앉을 때나 운전할 때 아프지 않은 적이 단
1초도 없었던 것 같습니다. 제대로 잠을 잘 수도 없어 모든 순간이 고통의
연속이었습니다.

아프기 시작했을 때부터 병원에 가보았지만 대개 처음부터 수술을 권했
습니다. 척추질환 치료로 유명하다는 병원에 모두 찾아가서 진료를 받기

도 했지만, 대부분 수술을 해야 한다고 했습니다. 하지만 주변 사람들의 의견도 그렇고, 저 역시 척추질환을 수술로 치료하는 것은 어쩐지 썩 내키지 않았습니다. 수술은 최후의 선택이어야 한다는 생각이 있었습니다. 일단 수술은 보류하고 운동치료를 했습니다. 운동치료를 하면서 증상이 호전되기는 했지만 얼마 지나지 않아 다시 통증이 심해졌습니다. 이후 인터넷을 이용해 비수술 치료를 전문으로 하는 병원을 찾다가 연세바른병원을 알게 되었습니다. 처음에 조보영 원장님의 진료를 받았을 때 MRI 검사 결과 상 추간판이 많이 탈출해 있었습니다. 걱정했지만 비수술 치료로도 나아질 수 있다는 말에 그날 바로 치료를 시작했습니다.

치료를 시작한 지 3개월 정도 되었기에 아직 완치되지는 못했지만, 다리 저림 증상이 사라지고 정상적인 일상생활을 할 수 있게 되었습니다. 비수술 치료는 집에서 하는 운동이 필수라고 해서 운동도 꾸준히 하고 있습니다. 일상생활을 고통 없이 할 수 있는 지금이 너무 행복합니다.

자신 있게 말씀하셔서
믿고 수술했어요

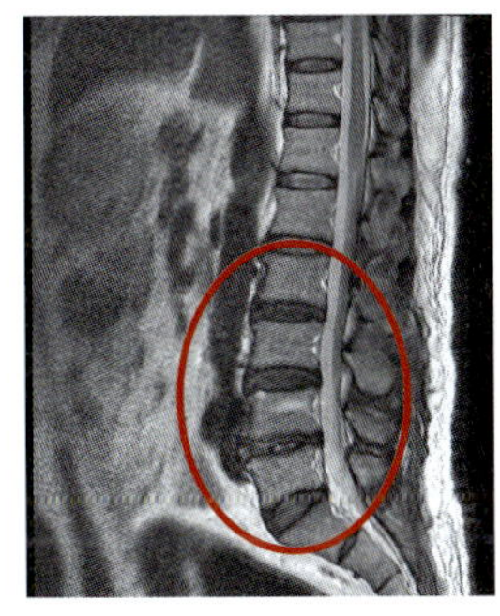

강경훈(가명)

61세(남)

척추관협착증 / 광범위신경감압술 및 나사못고정술

시술 전_ 요추관협착증으로 우측 신경이 압박을

받고 있다.

척추 4번과 5번에 협착증이 있다고 해서 20개월 전에 수술을 받은 적이 있었습니다. 그런데 어느 병원에서든 수술만 하면 좋아질 줄 알고 한 게 실수였습니다. 경과가 나아지기는커녕 400~500미터만 가도 허리와 다리가 아파서 주저앉아 버리곤 했습니다. 주저앉아 있으면 조금 통증이 수그러들었고, 그래서 다시 걸으면 조금 뒤에 또 아파서 주저앉기를 반복했습니다.

병원에서는 한 달만, 두 달만 기다려봐라 하는 말만 반복했습니다. 여전히 나아지지 않으니까 한 1년쯤 지나면 좋아진다고까지 하더군요. 그러나 여전히 호전될 기미가 보이지 않았습니다.

그러다 조보영 원장님을 만나게 된 것입니다. 원장님은 제 상태를 보시더니 요추 4번과 5번 사이가 협착이 되어 있는데, 수술한 경력이 있어 다시 수술할 수밖에 없다고 하셨습니다. 하지만 충분히 완치할 수 있다고 자신 있게 말씀하셔서 그 모습에 용기가 생겼습니다. 그래서 다시 한 번 수술에 도전할 수 있었습니다.

수술하고 2~3일 정도 입원을 했는데 바로 허리에 통증이 없어졌습니다. 통증이 없으니까 살 것 같고, 활력도 넘치고, 모든 것을 긍정적으로 생각하게 되었습니다. 사실 처음에 멋모르고 수술을 했다가 통증이 낫지 않아서 얼마나 후회했는지 모릅니다. 그래서 재수술 이야기를 들었을 때 해야 되나 말아야 되나 정말 고민했는데, 잘했다는 생각이 듭니다.

처음부터 수술하지 않고 치료했다면 모르지만 수술 뒤 재발한 상황에서 다른 선택이 없다면, 수술을 해야 한다고 말하고 싶습니다. 다만, 정말 제대로 할 수 있는 의사에게 가서 해야 한다고 조언하고 싶습니다.

아픔을 참고 생활한다는 것은 정말 엄청난 스트레스입니다. 아픔 없이 생활할 수 있다면 그것만큼 행복한 일은 없다고 생각합니다. 그렇기에 믿고 맡길 수 있는 의료진의 선택이 가장 중요하다고 거듭 이야기하고 싶습니다.